著 谷向 仁・岡本 禎晃

こう考える・こう評価する

はじめの処方・次の処方

その精神症状どうします？

南江堂

序　文

　身体治療のために医療機関を受診する患者さんは，多くのストレスを抱えること
が知られています．またそのストレスによってなんらかの精神的問題がみられるこ
とも決して少なくはありません．それは，気分の落ち込みであったり，不安や恐怖
であったり，居ても立っても居られない焦りや落ち着きのなさであったり，せん妄
など多彩な形で現れます．このような症状がみられた場合に，身体的な治療と大き
く異なる点は，多くの場合，まず精神療法や環境調整をはじめとする非薬物療法が
基本となることです．しかしながら，状況によっては薬物療法を併用することが必
要になります．

　薬物療法では抗精神病薬，抗うつ薬，抗不安薬，睡眠導入薬などの向精神薬が主
に使用されますが，この「状態像」による薬効分類のみで薬剤を理解していると，
自身がよく使う薬剤で望ましい効果が得られない場合に，同じ分類内の薬剤を順番
に使用していくことになるかもしれません．身体疾患の治療における薬物療法では，
病態と薬理作用を考慮して薬剤選択（切り替えも含めて）を検討するのと同様に，
精神症状への薬物療法についてもそのプロセスは重要だと考えます．もちろん精神
疾患ではいまだその病態は明らかになっていないものも多いですが，症状の病態を
検討し，その症状マネジメントに役立つ作用機序を考え薬剤選択を検討する思考プ
ロセスはやはり必要のように思います．同じ分類内の向精神薬であっても作用機序
が異なっていたり，主たる作用以外の受容体への働きかけなども差異があり，臨床
効果としてその違いを利用するなどの工夫を行うことがあります．

　このようなことから本書では，一般病院の主に身体治療中の患者さんによくみら
れる精神症状に対する薬物療法について仮想症例を提示し，その薬剤選択，評価，
そして初めに処方した薬剤の効果が乏しい場合の次の一手を考える思考プロセスを
記載するように構成しました．

　本書に掲載できたものはあくまでいくつかの例にとどまっていますが，精神症状
に対する薬物療法は漠然と行うのではなく，このような思考プロセスを経て薬剤選
択がなされることをご理解いただき，今後の診療に役立てていただけることを願っ
ています．

2023 年 5 月

谷向　仁，岡本禎晃

目　次

略語集

5-HT 受容体	セロトニン受容体
α受容体	ノルアドレナリン受容体
AUC	area under the curve
BPSD	認知症の行動心理症状
BZP	ベンゾジアゼピン
CNS	中枢神経系
CTZ	化学受容器引金帯
CYP	チトクロム P450
D 受容体	ドパミン受容体
DPA	ドパミン受容体部分作動薬
GABA	γ-アミノ酪酸
H 受容体	ヒスタミン受容体
MARTA	多元受容体作用抗精神病薬
MT 受容体	メラトニン受容体
NA	ノルアドレナリン
NaSSA	ノルアドレナリン作動性・特異的セロトニン作動性抗うつ薬
NSAIDs	非ステロイド性抗炎症薬
RASS	Richmond Agitaition-Sedation Scale
RLS	restless legs syndrome
SDA	セロトニン・ドパミン拮抗薬
SDAM	セロトニン・ドパミン・アクティビティ・モジュレーター
SNRI	セロトニン・ノルアドレナリン再取り込み阻害薬
S-RIM	セロトニン再取り込み阻害・セロトニン受容体調節薬
SSRI	選択的セロトニン再取り込み阻害薬
$T_{1/2}$	血中消失半減期
T_{max}	最高血中濃度到達時間
TCA	三環系抗うつ薬
Z ドラッグ	非 BZP 系薬（ゾピクロン，エスゾピクロン，ゾルピデム）

症状からわかる

向精神薬の

選び方と使い方

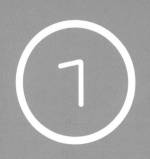

精神科薬物療法を検討する 際にまず考えること

　臨床現場で精神症状や行動症状がみられ，何らかの対応を求められること は，医療者であれば何回かは経験したことがあるだろう．そのような場合に， 向精神薬を用いた薬物療法を検討することがあるかもしれない．

　一般急性期病院に入院中の患者に認められる心理・精神的問題は多岐にわ たるが，その中でも頻度の多いものとして，せん妄，不眠，不穏，不安，抑 うつなどが挙げられる．これらの症状が強く現われた場合，本来の入院目的 である身体治療の大きな妨げとなり，ケアにも支障をきたす．場合によって は生命予後も左右することから，速やかな対応が求められる．

　心理症状あるいは精神症状がみられた際，明確な既往症（精神疾患，頭部 外傷や中枢神経病変など）の情報が確認されていない場合，経験的には"心 理的要因"として医療者には考えられやすい．また，多くの場合は何らかの 向精神薬が安易に処方されがちである．

　ここでは，専門医対応が必要と考えられる緊急事例については扱わず，通 常診療において誰もが遭遇し対応が求められることが多いレベルのものも想 定して，**向精神薬による薬物療法導入を検討する前に，考えるべき基本事項** を確認する．

向精神薬を導入するにあたって行うべき基本事項 ～精神・行動症状がみられた場合の基本～

1 精神科既往歴を確認する

これまでの精神科治療歴を確認することは，特に身体治療科のみでの対応が可能かどうかを検討する上で非常に重要である．精神科治療歴がかなり長い場合や現在精神疾患の積極的な治療段階にある場合には，専門医に相談することが賢明である．

2 精神症状が身体治療・本人・家族にどの程度影響を及ぼしているか評価する

精神症状が身体疾患の治療やケアの妨げにどの程度なっているか？ また，患者や家族の日常生活にどの程度影響を与えているか？ 本人あるいは家族の苦痛の程度はどうか？ などを評価する．

例えば，身体疾患による外来通院や入院加療を受けている場合，精神症状がその本来の目的（身体治療）遂行の妨げになる場合は大きな問題となる．一方，精神症状があったとしても身体疾患への医療的介入の妨げが生じておらず，日常生活の支障がほぼみられていない場合もある．前者の場合，可能であれば専門医に紹介することを検討する一方，後者の場合，非専門家であれば，少なくとも新たな薬物療法は行わず非薬物療法的関わりを中心にしてもよいと思われる．このような事項の確認は，今，自分が何らかの対応を要するか否かの判断材料になる．

3 症状の背景（原因）を探る

自分で何らかの対応を検討しなければならない場合，最低限，次のことから確認する．

①以前から症状があったのか，最近新たに生じた症状なのか．

②（以前からあったのであれば）その症状は増悪したのか，変化はないのか，軽減しているのか．

（最近新たに生じたのであれば）それはいつからか．

③症状が生じた，あるいは増悪したきっかけ（原因）は何か．

ⓐ 以前からあった症状の場合

短期間の関わりで治療を行うのは難しいものが多く，可能であれば専門家への紹介を検討する．それが難しい場合，あるいはできるだけ早い対応が必

身体症状・薬剤による精神症状への影響

精神科医は精神疾患の治療歴（併存）を確認した上で，まず身体症状による影響あるいは薬剤による影響を検討する．精神症状は，身体症状あるいは使用薬の中枢（脳）への影響のアラームとして発現していることが実際に多い．そのため，それを見過ごすことは，生命にも関わることがあるため，慎重に評価する必要がある．これらの鑑別をまず行った上で，心理的な要因への検討に進むことが非常に重要である．

表1に代表的な身体要因および薬剤要因を挙げるが，これ以外にも影響要因は多数ある．したがって，急性・亜急性の精神変調や過去に認められたことのない症状，これまでの患者には考えられないような言動や行動の量的・質的症状の出現などがみられた場合には，それらの症状の出現時期の前（数日以内が多い）の身体症状，薬剤の変化との関連性を検討する必要がある．また，これらは組み合わせにより影響を及ぼすことも多い．例えば，薬剤の変更はなくても，肝機能低下や腎機能低下の影響による薬物濃度の上昇がみられ，症状が出現することもある．

表1 精神症状を起こしうる主な身体要因・薬剤要因

身体要因	脳炎や脳梗塞など（特に発症初期），感染症などに伴う炎症の影響，電解質異常，脱水など
薬剤要因	ステロイド，オピオイド，向精神薬など

要な場合（症状がひどくなっている場合）には，応急的に対応できる症状を明確にし，対応を検討する．

❺ 最近新たに生じた症状，あるいは以前からあった症状が増悪している場合

最近生じた身体的要因，あるいは最近開始もしくは変更となった薬剤の影響による症状の可能性をまず検討する．その検討の後に，何らかのストレス要因（最近生じた出来事や変化）が影響して症状が現れている可能性などを検討する．これらの評価を行った上で，以前からあった症状が増悪している場合は❺に準じて検討する．

4 アプローチの方法を検討する〜非薬物療法か薬物療法か〜

精神・行動症状への精神科的対応は，大きく薬物療法と非薬物療法に分けられる．非薬物療法では，特に精神科特有の精神療法が中核であり，薬物を使用することなく有効な例も多い．薬物療法を検討する場合においても精神療法は必須であり，薬物療法の効果にも影響する．

不安や抑うつなどが軽度の場合には，まず支持的精神療法など非薬物的なアプローチを検討する．不安が強度の場合や，抑うつ気分や興味・喜びの喪失が1日中，2週間以上継続した場合，せん妄や強い不穏・焦燥，その他の精神病様症状，不眠が続き苦痛を伴うなどの場合では薬物療法を早めに検討する．

支持的精神療法とは

受容，傾聴，支持，肯定，保証，共感などを中心とした精神療法であり，精神療法の最も基本となる技法である．患者に関心を持ち，感情の表出を促し，訴えに耳を傾け，批判をすることなく受け入れ，現実的な範囲で患者の思考や感情が妥当なものであることを，支持・肯定・保証していく．また，責任をもって治療を行っていくこと，患者の苦悩を理解することに努めることを繰り返し伝えていくことなども必要である．

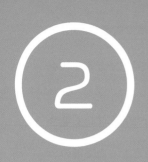

② 向精神薬の選び方の 考え方とポイント

向精神薬の使用に際して

　先のことを検討した上で，向精神薬の使用を検討する場合に確認しておきたい事項がある．向精神薬のうち身体治療科でもよく使用されるものとしては，抗精神病薬，抗うつ薬，抗不安薬，睡眠導入薬などがある．これらの薬の分類は，主に治療対象となる精神疾患や精神症状に基づいてなされており，「症状・病名」に対し適用される薬といったネーミングがなされている．そのため，例えば，抑うつ症状があれば，「抗うつ薬（うつ病を治す薬）で治療する」と使用用途がイメージしやすい反面，精神療法など非薬物療法の検討が行われず，安易な薬物療法の導入に繋がりやすいリスクもある．また，同じ分類に属した薬剤であってもそれぞれの薬剤には特徴があり，薬理作用に基づく効果および副作用発現などに違いがある．その点についてまず確認しておくことが望まれる．

　われわれ医療者が「抑うつ症状」と捉えているものの背景は様々であり，必ずしも現在の抗うつ薬の薬理作用の基礎となる「モノアミン仮説」によって説明できるものばかりではない（☞ p127 参照）．抑うつ症状では，抗うつ薬による初期治療に十分反応しないことが知られており，急性期治療の場合，抗うつ薬単剤の反応率は50%程度，寛解率は20 〜 35%と考えられている[1, 2]．そのため，例えば抑うつ症状に対して抗うつ薬を処方するのみではなく，他の様々な要素も含めての検討が必要である．また，身体治療の現場での抑うつ症状の多くは，一時的な心理反応であることが多く，薬剤を使わない精神療法により軽減することがかなり多い．一方，積極的な薬物療法が

表1　様々な背景をもつ精神症状の例

例① 同じことを何回も聞く	例② 奇異な言動や一見不可解に思えるような会話
・記憶障害 ・不安の打消し ・否認　など	・精神病性のもの（妄想） ・もともとの思考の偏り・信念，神経発達症など

有効となる精神症状も実際にある．したがって，すべての精神症状が薬物療法のみで解決できるわけではないことをまず念頭に置いた上で，現場で困っている症状に対して，薬物療法を行うべきか（向精神薬で対応できる症状か），薬物療法の導入によってどのような効果が期待できるかなどをイメージして薬剤を検討することが重要である．

抑うつ症状以外でも背景が様々である精神症状を例として示す（**表1**）．

薬剤の特徴と選択の考え方

1　どのような症状に速やかな効果が期待できるか

どのような種類の薬剤でも同様であるが，向精神薬の効果についても，投与後速やかに効果がみられる薬剤と，内服を続けることで効果が得られる薬剤がある．前者としては睡眠導入薬，抗不安薬，抗精神病薬（の一部の効果）があり，代表的な標的症状としては不眠，不安，不穏などが挙げられる．また，後者としては抗うつ薬や抗痙攣薬などがある．

また，その標的となる症状によっても，内服後速やかに効果が期待できるもの，飲み続けることで効果が得られるものが異なる．例えば，抗精神病薬の標的症状では幻覚・妄想が代表的であるが，これらは内服を続けて徐々に効果がみられてくるものであり，専門診療科（精神科や心療内科）での治療が一般的である．また，抗うつ薬の場合は，抑うつ症状が標的症状の代表として挙げられるが，やはり一定期間内服を続ける必要がある．しかし，一部の抗うつ薬は，単回の内服でも出現しうる眠気が睡眠効果として利用されることもある．

　このように，向精神薬はその分類名からのイメージを超えて，様々な薬理作用を有し，臨床現場ではそのことも考慮して薬剤の選択がなされている．代表的な向精神薬がどのような標的症状に，どのような経過で効果が現れるのか，また薬物療法によって期待できる効果の比重についての筆者らの考えを**表2**にまとめる．その上で，一般病棟においてニードが高い不眠，不安，不穏を標的症状とした場合の「投与後速やかに効果がみられる薬剤」として，主に睡眠導入薬，抗不安薬，抗精神病薬を例に解説する．

2 薬剤選択の際に考慮すべきこと

ⓐ 投与経路

　向精神薬には，経口薬以外にも，注射薬，坐薬，舌下錠（口腔粘膜吸収剤），そして近年登場した貼付薬が存在するが，経口薬以外はごく一部の作用機序の薬剤に限られる．しかしながら，患者の状態や内服アドヒアランスによっては，規則正しい経口摂取が困難な場合もよくある．したがって，数少ない，注射薬（静脈注射，筋肉注射，皮下注射など），坐薬，貼付薬などがどのような作用を持ち，どのような症状に使用可能であるかをしっかり把握しておくことが大切である（**表2**）．

ⓑ 効果発現までの時間および作用時間

　睡眠導入薬，抗不安薬，抗精神病薬などは，睡眠確保や静穏効果などに対しては，1回の使用によっても効果を得ることが可能なことから，頓用薬としてもよく使用されている．薬剤選択の際は，効果が現れるまでの時間（効果発現時間）と作用の持続時間（作用時間）を参考にすることが一般的である．
①効果発現時間：最高血中濃度到達時間（T_{max}）を参考にする
　効果発現時間については，ⓐで述べた投与経路，すなわち経口薬，坐薬，注射薬（静脈注射，筋肉注射，皮下注射など），舌下錠，貼付薬によって差が生じる．例えば，効果をできるだけ確実に，そして速やかに得るには注射薬を用いた静脈内投与が選択されることが多い．

②作用時間：血中消失半減期（$T_{1/2}$）を参考にする

例えば，1日中不安を感じている患者に対しては，$T_{1/2}$ の短い抗不安薬を1日3回内服してもらうより，$T_{1/2}$ の長い薬剤を選択することで，内服回数を減らすことができる．

ⓒ 薬物相互作用

身体疾患の治療に用いられている薬剤との相互作用が問題となることがある．何らかの相互作用によって，血中濃度への影響を通して，生命に直結するような効果に影響が出ることもあるため注意が必要である．

臨床で遭遇しやすいのは，チトクロム P450（CYP）阻害作用による影響である．有名な相互作用の問題としては，抗うつ薬であるパロキセチンと乳がんのホルモン治療として用いられるタモキシフェンが挙げられる．パロキセチンは CYP2D6 で自らが代謝されるとともに，CYP2D6 の阻害作用を有する．一方，タモキシフェンが抗がん作用を発揮するためには，CYP2D6 で代謝（分解）されなければならない．したがって，パロキセチンと併用した場合，タモキシフェンの代謝を阻害することで抗がん作用発現の阻害にも繋がる可能性がある[3]．重篤な身体状態においては多くの薬剤の併用もやむをえないことが多く，薬剤師にも確認を取りながら薬剤を慎重に選択していく必要がある．

ⓓ 代謝・排泄機能

内服後，薬剤は吸収されて体循環血液中に入り，生体内に分布し，肝臓などで代謝され，尿中などに排泄される．薬剤が生体内から消失するには，吸収（absorption），分布（distribution），代謝（metabolism），排泄（excretion）の過程があり，すべてのステップを考慮する必要があるが，副作用発現の観点から特に注意を要するのは代謝・排泄機能であることが多い．

例えば肝機能障害がある場合には肝代謝型の薬剤使用は慎重に行う必要があり，腎機能障害がある場合には腎排泄型の薬剤使用は慎重に行う必要がある．このように，薬剤種による代謝・排泄の特徴を把握しておくことが重要である．

表2　心理・精神症状に対する向精神薬の使い分け（適応外使用も含む）

症状		不眠	不安	不穏・焦燥	幻覚
薬剤種	抗精神病薬	△ （内服が中心）	△ （内服が中心）	○ （内服，注射薬，貼付薬）	○ （内服，注射薬，貼付薬）
	抗うつ薬	○ （内服）	○ （内服）	△ （内服）（認知症などに対して）	
	抗不安薬	○ （内服，坐薬，注射薬）	○ （内服，坐薬，注射薬）	△ （内服，坐薬，注射薬）	
	睡眠導入薬	○ （内服，注射薬）	△ （内服）	△ （内服，注射薬）	
効果発現		単回投与でも効果が期待できる			単回投与による効果も期待できるが，基本的には継続投与を要する
頓用使用による効果		○	○	○	△
薬物療法の位置づけ		効果は得られやすいが，睡眠衛生指導や認知行動療法との併用も重要であり，できるだけ慢性的な使用とならないよう心掛ける	不安による過剰な脳活動には効果は得られやすいが，存在する不安に対しての精神療法は必須	大きい	大きい

○：第1選択（適応外使用含む），△：第1選択ではない・主でない，×：推奨しない，空欄：該当なし

妄想	抑うつ	せん妄	躁症状	易怒性・攻撃性	予測性嘔吐
○ (内服, 注射薬, 貼付薬)	△ (内服が中心)	○ (内服, 注射薬, 貼付薬)	○ (内服, 注射薬)	○ (内服, 注射薬)	×
	○ (内服, 注射薬)	○ (内服)(せん妄の不眠に対して)		△ (内服)(認知症などに対して)	×
	○ (内服, 坐薬, 注射薬)	△ (内服, 坐薬, 注射薬)(抗精神病薬との併用の場合)	△ (内服, 注射薬)(躁的興奮に対して)	○ (心理的背景が主の場合)	○ (内服, 坐薬)
		△ (内服, 注射薬)(抗精神病薬との併用の場合)	○ (内服, 注射薬)(躁に伴う不眠に対して)		△ (注射薬)(経口投与できないときに限る)
継続投与による効果発現がみられる		夜間の興奮や不眠には単回投与でも効果は期待できる. せん妄症状自体には, 原因の改善が必要であり, その間の症状マネジメントには, 継続した投与が必要なことが多い	躁的興奮や不眠には単回投与でも効果は期待できる. ただし, 躁症状への治療では抗躁薬による治療が必要	単回投与による効果も期待できるが, 基本的には継続投与を要する	単回投与による効果も期待できるが, 基本的には症状出現時なら原因となるイベント(抗がん剤投与など)終了まで継続投与を要する
×	×	○ (不穏や不眠に対して)	○ (不穏や不眠に対して)	○	○
大きい	精神療法との併用が必須	症状マネジメントへの役割は大きい	大きい	非薬物療法での効果が得難い場合には, 比重が大きくなる	大きい

処方後に行うべきこと・注意点

　処方を行った後には，効果の評価，副作用発現について継続的に注意を払う必要がある．せん妄の例を中心として，以下に解説する．

1 「病名」ではなく「症状」を評価する

　効果の評価のためには，その薬剤を用いた理由を「病名」やその疾患に関連する症状をすべてイメージして考えるのではなく，**「効果が期待できる特定の標的症状」として明確にしておく必要がある**．例えば，せん妄は意識障害であり，様々な認知障害や知覚障害（幻視が多い），活動性の変化（過活動が病棟では問題となりやすい）などが認められ，症状としては様々なものが混在している．特に夜間に症状が顕在化することが多く，その際に抗精神病薬を使用する場面が多い．この場合の薬効評価を，「せん妄症状全般」として行うことは適切ではない．例えば夜間に不穏がみられ，抗精神病薬を使用し，不穏に対しては軽減が認められているが，辻褄の合わない言動や見当識障害が認められているために「効果がみられていない」と評価されていることをときにみかけることがある．

　せん妄の治療における抗精神病薬の位置づけはあくまで症状のマネジメントである．さらに，せん妄のあらゆる症状を標的にできる抗精神病薬は存在しないといってよく，せん妄全般の改善のためには「原因へのアプローチ」が必須である．したがって，抗精神病薬を用いる際には，せん妄の"**どの症状（標的症状）**"に対して使用するのかを明確にし，その症状が投与後どのように変化していったのかを丁寧に観察し，診療録に残して医療者間で共有できるようにすることが大切である．この際，標的症状への効果によって，他の症状も改善が認められる場合ももちろんあるため，そのような変化があればそのことも記録する．特に頓用薬の使用時の評価について，コンサルテーションを受ける立場から参考としていただきたい記録事項を**表3**にまとめた．コンサルテーションを担当する医師は，このような情報をもとにして現

表3　頓用薬使用時の記録事項の例

薬剤を使用する目的（標的症状）	使用薬剤	使用用量	投与経路	投与時間	標的症状の変化とその時間		その後の経過
					変化の起きた時間	症状の変化（どのように変化したか）	
多動（落ち着かない）	クエチアピン	25 mg	経口	22:00	22:45	多動が減じた	朝まで多動がひどくなることはなかった

場の医療者に詳細を確認しながら，次の一手を考えていく．

　標的症状を明確にすることは，看護の勤務者が日々変わる医療現場における評価の統一を図る上で重要である．また効果（標的症状の変化）と効果発現時間を明確にすることも，次に述べる処方後の対応を検討する上で非常に重要な情報となる．

2　中止や減量の可能性を常に検討する

　向精神薬の定期的な継続は，精神科での専門的な治療（統合失調症，双極性障害，うつ病など）でなければ，長期にわたることは一般病棟においてまれである．したがって，これまで使用されていなかった向精神薬をあらたに処方した際，基本的には“一時的使用”として考えた方がよい．その上で，身体治療中に生じた精神症状が継続している場合には，向精神薬処方の継続は考慮されるが，この場合の多くは，いわゆる内因性の精神疾患とは異なる何らかの原因によって生じている．そのため，その原因の検索とアプローチは継続して行い，症状の改善がみられた場合には，処方の減量や終了を常に念頭に置いておくことが必要である．

　例えば術後せん妄では，適切な原因への対応と良好な術後経過がみられれば，おおよそ1週間程度で回復することが多い．この間に使用した抗精神病薬は，せん妄終息後，減量・中止を行う必要がある．残念ながら，このような場合の抗精神病薬の中止方法（終了時期や減量，中止スピード）を示した

指針は今のところないが，症状が改善すれば，できるだけ速やかに中止し，必要なときに使用ができるように頓用薬への切り替えを行う．

3 処方の変更・併用・増量・減量で注意すべきこと

a 処方の変更

　最初に選択した処方に効果が感じられない場合に考えなければいけないことは複数ある．

　　例えば，
①処方量が足りない
②効果発現に時間がかかっている
③薬物相互作用により，薬効が減弱している
④投与方法が有効ではない
⑤元の病状の悪化・進行，あるいは新たな病態やストレッサーの出現によって，症状が薬効を上回ってしまった
⑥処方している薬剤を規則正しく（あるいは必要に応じて）内服していない（自己管理や外来通院者の場合）
⑦処方した薬剤の薬理作用が，標的症状の発現に関わる病態と関連がない（あるいは少ない）

　　　　　　　　　　　　　　　　　　　　　　　　　などである．

　①②については個人差があるものの，ある程度の十分な処方量までの増量を行い，効果発現時期までの評価期間を設ける必要がある．低用量あるいは効果の評価時期を早く見積もったがゆえに，実際は有効である薬を無効と判断することは避けたい．その上で，効果がみられない，あるいは症状が悪化していると考えられた場合には，③〜⑥の要素にも範囲を広げて検討することが必要である．

　その上でも薬効が乏しい場合には，⑦の要素について検討し，作用機序の異なる薬剤に変更することも考慮する．⑦は非常に重要な項目であると筆者

らは考えている．その理由としては，症状発現の背景（原因）が様々であっても表現系としては類似して現れること，実は微細な症状は異なっていても，その差異について今の臨床的評価法では捉えることができないため，初めからテーラーメイドによる薬剤選択を行うことが困難であると考えるからである．

したがって，これまでの知見から，各症状に対してまず推奨されている薬剤はおおむね決まってはいるが，その薬物を十分量，十分の期間使用しても効果がない場合，その薬剤が持つ作用機序（作用点）が症状発現に関与していない（あるいは乏しい）可能性について考える必要がある．

薬剤は，発売された段階では気づかれていない未知のものを除き，基本的に作用点が明確となっている．しかし先述したように，症状発現の原因と用いた薬剤の作用点が必ずしも一致しているとは限らない．投薬により症状の改善がみられることによって，その作用点がその症状発現に例え部分的であっても関与していたことが初めてわかるというのが現状である．

精神症状発現の病態理解は，いまだ仮説によるところが多い．そのため，既存の薬剤では効果が得られないことも残念ながらある．このような薬物療法の限界を知っておく必要がある一方で，これまでの歴史で開発された有効性の高い薬剤をうまく使いこなす必要があり，その際には薬理作用を意識して考えてみることが重要である．

ⓑ 薬剤の併用

薬理作用を意識することは，薬剤の併用を考える際にも役立つ．例えば，主にドパミン D_2 受容体に親和性が高い抗精神病薬を使用し，ある程度効果はみられたものの，静穏があまり保てず夜間の不眠もみられたとする．このような場合，多元受容体作用抗精神病薬（MARTA）などの使用を検討することが多いかもしれないが，糖尿病がありオランザピンやクエチアピンは使えない場合がある．また，舌下錠であるアセナピンの使用は舌下保持が困難なケースもある．このような場合，薬理作用点を意識して薬剤を併用することにより，例えばオランザピンに類似した作用機序を作り出すこともできる．オランザピンのような静穏・睡眠作用を引き出すのなら，抗ヒスタミン作用を有する薬剤の併用が1つの方法として考えられる．あるいは，抗うつ薬で

あるセロトニン・ノルアドレナリン再取り込み阻害薬（SNRI）にドパミンへの作用も加えたい場合に，スルピリドを併用することなども１つの例である．

❸ 増量や減量

　増量・減量については，効果と副作用の評価が最も大切である．増量については，薬剤によって異なる評価時期を理解した上で，副作用に注意しながらできるだけ少量ずつ増量する方が安全性は高い．一方，減量については，副作用がみられた場合には，基本的にはできるだけ早く減量・中止するべきである．ただし急激な中止は離脱症候群を発現する可能性もあり，緊急な場合を除きある程度の時間をかけた方がよい．ベンゾジアゼピン（BZP）系薬や抗コリン作用を有する薬剤を長期的に使用している場合には特に慎重に行った方がよい．

文　献

1) Fava M, Davidson KG: Definition and epidemiology of treatment-resistant depression. Psychiatr Clin North Am **19**: 179-200, 1996
2) Furukawa T, et al: Prediction of remission in pharmacotherapy of untreated major depression: development and validation of multivariable prediction models. Psychol Med **49**: 2405-2413, 2019
3) Kelly CM, et al: Selective Serotonin Reuptake Inhibitors and Breast Cancer Mortality in Women Receiving Tamoxifen: A Population Based Cohort Study. BMJ **340**: c693, 2010

離脱症候群（退薬症候群）

　薬物の投与を終了したときに現れる離脱症候群は，身体依存の唯一の実際の証拠であり，①依存している薬物の除去，②依存薬物の欠如に対し再適応するための中枢神経系（CNS）の過興奮により発現する．

　離脱症候群は当該薬物の耐性が発現する前にその薬物により起こる本来の効果と反対の効果であり，薬物によってその症状は異なる（**表4**）．

（谷向 仁）

表4　離脱症候群

依存薬物	離脱症候
BZP系薬（中等量）	不安，激昂，光および音に対する感受性の増大，感覚異常症，奇妙な感覚，筋肉痙攣，ミオクローヌス性単収縮，睡眠障害，めまい
BZP系薬（大量）	痙攣発作，せん妄
バルビツール酸系薬	BZP系薬と同様の症状を呈するが，使用目的が不眠に対しての場合が多いので反跳性不眠が問題になる
オピオイド鎮痛薬	不眠，不安，筋肉痛，（鳥肌），頻脈，嘔吐，下痢，血圧上昇，あくび，発熱
オピオイド鎮痛薬（遷延する症状）	不安，不眠，薬物渇望
抗コリン作用薬	悪心・嘔吐，不眠，インフルエンザ様症状，不安焦燥，幻覚
アルコール	振戦，被刺激性，悪心，睡眠障害，頻脈，高血圧，発汗，知覚のゆがみ，痙攣発作，幻視，せん妄
ニコチン	被刺激性，いら立ち，敵意，不安，不快なまたはうつ状態の気分，集中力の困難さ，落ち着きがない，心拍数の減少，食欲増進または体重増加

［Brunton Lほか（編），高折修二ほか（訳）：グッドマン・ギルマン薬理書第12版，廣川書店，2013より作成］

症状からみる

考え方 選び方

使い方

入眠障害

「入眠障害」とは，寝ようと思ってもなかなか眠れない，寝つきの悪い状態を指す．その背景は様々である．

症例の背景

43 歳女性　不眠

現病歴　特記事項なし

現在の状況　寝つきが悪いとの訴えにより医療機関を受診．その原因については自身では思い当たる節はないが，この数年，季節の変わり目になると寝つきが悪くなるのだという．飲酒の習慣はあるが機会飲酒であり，眠れないからといって飲酒をすることはない．

内服薬　なし

まず行うべきこと，知っておくべきこと

●原因を検索する

原因がはっきりしていれば，まずその原因が改善可能なものかを検討することが大切であり，まずはそれらについて確認することが必要である．不眠の原因は，大きく5つに分けて考えると確認しやすい（☞ p59 参照）．

●近年の不眠症治療の第1選択

これまで睡眠導入薬の主流をなしてきたベンゾジアゼピン（BZP）系睡眠導入薬は，日中の認知機能の低下，身体的・精神的依存などの問題が，近年

これまで以上に議論されるようになっている．そのため，現在の不眠症治療薬の第1選択としては，BZP系睡眠導入薬ではなく，メラトニン受容体作動薬やオレキシン受容体拮抗薬などが推奨されることが増えている（☞ p63 図1参照）．

初回処方例

レンボレキサント（デエビゴ®）錠5 mg　1回1錠　1日1回　就寝前

　本症例の場合，明らかな不眠の要因が特定できず，不適切な睡眠衛生状況がないことが確認され，睡眠覚醒リズムの大きな乱れはない前提として，オレキシン受容体拮抗薬を選択した．

　現在，国内では2種のオレキシン受容体拮抗薬が存在するが，入眠困難などによく用いられてきたゾルピデムとの比較試験[1]において，入眠潜時*，中途覚醒時間において有意に優れていたと報告されているレンボレキサントを用いた．

*__入眠潜時__：覚醒状態から眠りに入るまでの所要時間のこと．

評価のポイント

　レンボレキサントは頓用で効果の期待できる薬剤であるが，一般的にオレキシン受容体拮抗薬はBZP系薬に比して効果発現が遅いことがある．よって，評価は数日服用した後に行う．

対応後の状況

　内服後から入眠困難は改善したとのことであったため，レンボレキサント（デエビゴ®）錠5 mg　1回1錠　1日1回　就寝前の処方を継続とした．

その他の処方例

スボレキサント（ベルソムラ®）錠 15 〜 20 mg　1 回 1 錠　1 日 1 回　就寝前

> オレキシン受容体拮抗薬であるスボレキサントも選択肢となる．

エスゾピクロン（ルネスタ®）錠 1 mg　1 回 1 錠　1 日 1 回　就寝前

> オレキシン受容体拮抗薬での効果が得られない場合には，BZP 受容体作動薬を使用せざるをえない場合がある．その場合には，エスゾピクロン，ゾピクロン，ゾルピデムなどの非 BZP 系薬（Z ドラッグ*）から試されることが多い．

*Z ドラッグ：国内ではゾピクロン，ゾルピデム，エスゾピクロンがこのように呼ばれることがある．BZP 系睡眠導入薬と同様の作用を持つが，BZP 骨格を有しないため，非 BZP 系薬と称されることもある．

スタッフで共有！

●効果に関するアセスメント

オレキシン受容体拮抗薬は BZP 系薬とは異なり，初回投与から入眠効果が得られるとは限らない．入眠効果が得られない場合でも，数日後に効果が得られる場合があるので，患者に説明して投与を数日間継続する．

●適応症例の検討

レンボレキサントは重度の肝機能障害のある患者に対しては禁忌であり，スボレキサントは CYP3A4 を強力に阻害する薬剤（イトラコナゾール，ボリコナゾール，クラリスロマイシン，リトナビルなど）との併用により血中濃度が上昇することが知られているため相互作用禁忌であることを理解しておく．

この症状の人への関わりのポイント

　まず時間をかけて話を聞き，入眠困難の原因について検討できるようにする．本症例は「季節の変わり目になると寝つきが悪くなる」ということから，患者本人の苦痛の度合いによっては一時的な薬物療法も検討される．ただし，時期がくれば薬剤を中止できる可能性があることから，そのことをしっかり話し合っておくことが大切であり，中止のタイミングについても検討しておく．

入眠障害を改善するために

・入眠障害の原因を検索する．
・薬物療法を希望するかを確認する．
・不眠が改善すれば，薬剤を中止することを検討する．
・BZP 系の睡眠導入薬は効果発現が早く，改善率も高いが，継続処方を希望されることが多く，依存形成やポリファーマシーの原因となるので注意が必要である．一方，オレキシン受容体拮抗薬のスボレキサントやレンボレキサントは作用発現には数日を要することもあるが，中止は比較的容易にできることがある．

文　献

1) Rosenberg R, et al: Comparison of lemborexant with placebo and zolpidem tartrate extended release for the treatment of older adults with insomnia disorder: a phase 3 randomized clinical trial. JAMA Netw Open **2**: e1918254, 2019

（岡本 禎晃）

昼夜逆転による不眠

・「昼夜逆転」は，文字通りに昼間に寝てしまい，夜間に起きてしまう状況のことをいう．
・患者自身は，「夜間は眠れない」と訴え，日中はウトウトしている．
・日中の眠気により，活動面への支障がみられる．
・せん妄などで認められやすいが，生活習慣の影響により生じている場合も少なくない．

症例の背景

76歳女性　卵巣がん

現病歴　半年前に卵巣がんを指摘されるが腹膜播種もあり手術適応はなく，化学療法についても本人，家族とも望まないため経過観察となっていた．最近，食欲不振と全身倦怠感，腹痛により緩和ケア病棟へ入院となった．

現在の状況　入院前から昼間はウトウトしており，夜間はテレビを遅くまで観ていた．意識レベルは保たれており，認知面にも明らかな問題はなく，夜間せん妄や低活動型せん妄も否定された．入院後，痛みは改善し生命予後は1ヵ月以上ある．

内服薬　なし

まず行うべきこと，知っておくべきこと

●入院前の状況を確認する

　患者本人に入院前の睡眠状況を確認するとともに，家族からも状況を確認する．同時に，生活リズムや不適切な睡眠衛生状況はないかを確認する．

●昼夜逆転を理解する

　昼夜逆転は睡眠覚醒リズム障害によって生じる．長時間の昼寝など日常生活上の習慣が影響していることも多いため，不適切な睡眠衛生状況があればそれを正す指導を行うことがまず大切である[1]．また，本症例のような高齢者では，睡眠構築の変化が生じやすく，これまでのようなまとまった睡眠時間が確保できなくなりやすい．具体的には，総睡眠時間が減るが就床の時間が長い，起床・就寝時間とも早い傾向がある，眠りが浅く熟睡感が少ない，尿意などによって中途覚醒しやすいなどの変化が認められる．そのため，日中にも眠気が生じやすく，昼寝などを取ることも増え，睡眠覚醒リズムが乱れやすくなる．これらは加齢に伴う睡眠の自然な生理的変化であるため，そのことをまず説明し理解を得ることが大切である．その上で，薬物療法を検討する場合，特に高齢者であれば，睡眠導入薬使用によるせん妄発症やふらつき，転倒などに注意が必要である．

初回処方例

ラメルテオン（ロゼレム®）錠8mg　1回1錠　1日1回　就寝前

　ラメルテオンは睡眠覚醒リズムの調整［メラトニン1・2受容体（MT_1・MT_2受容体）アゴニスト作用］を主とする睡眠導入薬であり，効果発現には通常1〜2週間程度を要するため，そのことを患者や家族に説明しておく必要がある．ただし，MT_1・MT_2受容体アゴニスト作用には，BZP受容体作動薬ほどの強度はないものの睡眠促進作用があるため，内服初期から効果がみられる場合もある．副作用がほとんどないことから，身体状態の脆弱性が高い場合には使用しやすい．

評価のポイント

　効果発現には2週間程度を要する．夜の睡眠状態だけでなく，日中の覚醒状況も観察する．

対応後の反応

　数日間は相変わらず夜間は覚醒しており日中はウトウトしていた．看護師からは薬が効いていないのではないか，処方を変更するか，別の薬を追加した方がよいのではないかとの声があった．しかし，患者自身は特に困っているとは言わなかった．

変更後の処方例

ラメルテオン（ロゼレム®）錠8mg　1回1錠　1日1回　就寝前　の継続

　ラメルテオンの効果発現には時間を要するため，開始早々に効果判定はできない．本剤を投与する場合はよくあることである．

その他の処方例

レンボレキサント（デエビゴ®）錠5mg　1回1錠　1日1回　就寝前
あるいは
スボレキサント（ベルソムラ®）錠15mg　1回1錠　1日1回　就寝前

　睡眠覚醒リズムの障害の改善には，夜間の睡眠確保と日中の覚醒時間を確保することも大切なアプローチである．夜間の睡眠確保のために睡眠導入薬を用いる場合には，年齢や病状（今後さらに病状が進行することが予想される）などからも，せん妄発症のリスクが増すことが予想さ

れるため，BZP 受容体作動薬は避け，オレキシン受容体拮抗薬を選択する．
　レンボレキサントは重度の肝機能障害がある場合には禁忌であるが，
重度でない場合は 5 mg を超えないように慎重に投与する．

トラゾドン（レスリン®，デジレル®）錠 25 mg　1 回 1 錠　1 日 1 回　就寝前

　国内では抗うつ薬として承認されており睡眠導入薬としての適応はないが，実臨床においては高齢者やせん妄発症リスク者へよく使用されている．深睡眠*を増やす効果が期待されている．

***深睡眠**：ノンレム睡眠はその深度により 4 段階（Ⅰ～Ⅳの段階）に分類されるが，深睡眠は一般的にⅢ～Ⅳ段階に相当すると言われている．深睡眠の状態では，呼びかけなど外界の刺激にも反応しにくい．または，それ以上の深い眠りの状態となる．

スタッフで共有！

●効果のアセスメント

　ラメルテオンは睡眠覚醒リズムを主に改善する効果が期待される薬剤であり，不眠，特に入眠困難に投与して投与開始当日から効果が得られる可能性は低い．

　内服開始後 1 ～ 2 週前後より夜間の睡眠時間も延長するといった効果がみられる．これまでよく用いられてきた BZP 受容体作動薬とは効果発現が異なることを患者のみならず，医療者にも理解してもらう必要がある．

この症状の人への関わりのポイント

　本症例のように，緊急性のない場合は，日中の覚醒を促すとともにラメルテオンの服用も選択肢になる．

　昼夜逆転に対しては環境調整が重要であり，ラメルテオン開始後も，生活環境で日中の覚醒を促すことが重要である．入院中であれば，朝にはカーテンを開け，日光を取り入れたり，できるだけリハビリテーションや運動を実施するなどの工夫が重要である．また，職種を問わず，医療スタッフが常に声をかけることも有効である．

昼夜逆転を改善するために

●薬物療法以外の方法を検討する

・高齢者の昼夜逆転はよくみられる症状である．不眠が先か，日中の傾眠が先かはそれぞれであるが，まず，日中にウトウトさせない周囲の工夫が必要である．

・日中はできるだけ日当たりの良い場所で過ごしてもらう．さらに，日中に刺激を与えるために，リハビリテーションの導入や，趣味の活動を勧めたりイベントなどを企画したりする．

・ただし，上記は併存疾患や入院中で難しい場合もある．

・非薬物療法による効果が不十分な場合や患者本人の苦痛の程度によっては，薬物療法も検討する必要があるが，その場合も非薬物療法は継続する．

文　献

1）内山 真：睡眠障害の対応と治療のガイドライン第3版，じほう，2019

（岡本 禎晃）

高齢者の早朝覚醒

・外来診療で「眠れないです」「朝, 早く目が覚めます」などと訴える.
・在宅高齢者の「早朝覚醒」はよくある訴えであるが, 非専門医の外来診療では安易な睡眠導入薬の増量は行わない方がよい.

症例の背景

78 歳女性　腰痛症

現病歴 10 年以上前から腰痛により鎮痛薬を服用. 内服の効果が不十分ということで, 最近は湿布薬のみを使用している. 5 年前に夫が他界してから不眠を訴えはじめ, 近医にてブロチゾラム 0.25 mg を処方され服用していたが, 「眠れないんです. どうしても朝早く目が覚めます. せめて 6 時半か 7 時までは寝ていたいんです. 寝つきは良いです. 夜中は 1 回トイレに起きますがすぐに眠れます」と訴え, さらに薬剤調整を希望していた. そのため, ブロチゾラムからフルニトラゼパム 1 mg 就寝前に変更されたが, 早朝覚醒が改善されないと訴え, 近医からの紹介となった.

現在の状況 「お薬を変えていただいて, 3 時に起きていたのが 4 時過ぎまで眠れるようになりました. でも, あたりは暗いですし……」との訴えであった. 睡眠状況について改めて確認したところ, 「布団に入るのは 19 時です. 17 時半に夕食を食べて, 後片付けやお風呂に入ったらすることがありません. 一人暮らしで, 話し相手もいないし, 友達もほとんど亡くなってしまっているので電話の相手もいません. ちょうど 19 時頃に眠たくなるんです」との訴えであった.

内服薬 フルニトラゼパム錠1mg　1日1回　就寝前

アムロジピン錠5mg　1日1回　朝食後

アセトアミノフェン錠300mg　1回1錠　1日3回　毎食後

まず行うべきこと，知っておくべきこと

●睡眠状況を詳細に聴取する

　使用している薬剤の効果や有害事象の評価も重要であるが，同時に患者本人の睡眠状況（何時に寝ようとしているのか，どれくらい眠れているのか，睡眠へのこだわりが強くないか，あるとしたらその背景は何かなど）について詳細に聴取する.

●せん妄や転倒などのリスク評価

　薬物療法を検討する場合にはいくつかの注意点がある. 特に高齢者の場合には，少なくともせん妄やふらつき，転倒のリスク評価は必要である.

●薬効の遷延などに注意する

　患者の訴えに応じて，作用時間を考慮して薬剤を変更することは理にかなっているが，その場合，薬効の遷延などについては十分注意が必要である. 薬効の遷延は日中の眠気を誘発し，結果として二次的な睡眠覚醒リズム障害を引き起こすリスクがある. また，本症例のようにフルニトラゼパムのような中間作用型睡眠導入薬が高齢者へ連日投与されると薬効の蓄積が生じやすく，転倒のリスクも高まる可能性がある. 65歳での必要な睡眠時間はおおよそ6時間と考えられていること[1]，加齢による睡眠構造の変化などを考えると，本症例の場合，睡眠衛生指導がまず重要である. 例えば，就寝時間をできるだけ遅らせたり，朝は極端に早い時間でなければ，目覚めたら起きるなどの生活習慣の見直しについて話し合っていくことが必要と思われる.

初回処方例

エスゾピクロン（ルネスタ®）錠1mg　1回1錠　1日1回　就寝前

　薬物療法を行う場合，ラメルテオンやオレキシン受容体拮抗薬などが考慮されるが，これまでBZP受容体作動薬を長年内服していたことから，急激な切り替えの際には反跳性不眠*を含めての中止後発現症状に注意が必要である．そのため，まずは超短時間〜短時間型のZドラッグであるエスゾピクロンに変更した．

*反跳性不眠：BZP系睡眠導入薬の退薬症状の1つ．睡眠効果が得られている状態で，突然服用を中止すると服用前より強い不眠が現れるようになること．

評価のポイント

　薬物療法の評価を行いつつ，睡眠衛生状況について十分患者と話し合う．

対応後の反応

　2週間後の外来で「相変わらず朝は早めに目が覚めます」との訴えが聞かれた．睡眠行動について確認すると，就寝時間は20時頃に遅らせる努力をされていたが，朝はやはり4時くらいには目が覚めるとのことであった．

変更後の処方例

レンボレキサント（デエビゴ®）錠5mg　1回1錠　1日1回　就寝前　を追加

　エスゾピクロンとの併用において，レンボレキサントなどのオレキシン受容体拮抗薬の併用を開始しておくことで，睡眠維持効果を期待しつつ，今後の切り替えも行いやすくなる．

その他の処方例

スボレキサント（ベルソムラ®）錠 15 mg　1回1錠　1日1回　就寝前　を追加

オレキシン受容体拮抗薬であるスボレキサントも併用の選択肢となる.

エスゾピクロン（ルネスタ®）錠 2 mg　1回1錠　1日1回　就寝前　に増量

可能であれば現状維持が理想だが，患者本人の希望が強ければ増量も検討できる. ただし，安易な増量は避け，不眠に影響している要因（☞ p59 の「5つのP」参照）や加齢に伴う睡眠への影響なども十分考慮し，メリット・デメリットも考慮しつつ増量の可否を検討する. エスゾピクロンは高齢者（65歳以上が目安）では1日2 mgまでを上限と定められている. ただし，ふらつき，転倒などには注意が必要である.

スタッフで共有！

● **高齢者への睡眠導入薬の使用時の注意点を再確認する**

ふらつき，転倒，せん妄などのリスクが高まることに留意し，薬剤選択は慎重に行う.

● **BZP系睡眠導入薬の特徴を理解する**

BZP系睡眠導入薬は効果発現時間にはほぼ差がないが，作用時間は異なる. 作用時間の長い薬剤は日中の持ち越し効果（日中の傾眠）が問題になることがある. また，BZP系睡眠導入薬の多くは活性代謝物も含め腎排泄型であるため，高齢者では特に注意が必要である.

● **薬物相互作用に注意する**

高齢者では多剤併用による薬物相互作用についても注意が必要である. 本

症例は鎮痛薬としてアセトアミノフェンが処方されていたため問題はないが，非ステロイド性抗炎症薬（NSAIDs）であれば腎機能低下により，持ち越し効果のリスクは上昇する．

● **作用機序の異なる睡眠導入薬の切り替えは慎重に行う**

　新規の睡眠導入薬（ラメルテオンやオレキシン受容体拮抗薬）は従来のBZP受容体作動薬と作用機序が大きく異なるため，効果発現の仕方にも差がある．このため，切り替えにはできるだけ時間をかけること，薬剤変更に対する不安など患者の心理面にも働きかけることを心がける．

この症状の人への関わりのポイント

　年齢に応じた睡眠時間，年齢による睡眠構造の変化などを考慮した上で，睡眠衛生指導を行い，その上で本人の困り度合いと希望も勘案して薬物療法を検討する．

　また，配偶者との死別，高齢者の孤独感などからくる睡眠欲求の高まりなどにも配慮しつつ，支持的なコミュニケーションを心がけ，睡眠時間の過度な確保欲求の軽減を行うことも重要である．

早朝覚醒を改善するために

・高齢者の早朝覚醒には睡眠衛生指導が重要である．
・適切な薬剤選択を行う．

文　献

1) Ohayon MM, et al: Meta-analysis of quantitative sleep parameters from childhood to old age in healthy individuals: developing normative sleep values across the human lifespan. Sleep **27**: 1255-1273, 2004

（岡本 禎晃）

中途〜早朝覚醒

・不眠は高齢者に限らず，身体疾患の治療を受ける患者の多くに認められる．
・入眠後，一定時間後に覚醒し，その後眠れなくなってしまう状態（中途覚醒），あるいは朝早く目が覚めてしまい，その後眠れない状態（早期覚醒）をいう．
・不眠をもたらす背景は様々であり，その要因に即したアプローチを総合的に行う必要がある．

症例の背景

50 歳男性　肺がん

現病歴　1 ヵ月前の会社の健診にて胸部異常陰影を指摘され近医を受診．精査の結果，早期の肺がんと診断され手術加療目的にて入院となった．

現在の状況　健診結果を確認した頃より不眠気味となり寝つきが悪くなった．肺がんと診断されてからは夜中によく目が覚めるようになり，その後なかなか寝つくことができず，いったん寝ついても朝は早く目が覚めてしまうこともある．

内服薬　なし

まず行うべきこと，知っておくべきこと（☞p59 〜参照）

● 5 つの P および本人のこれまでの睡眠状況を確認する
●不眠のパターンを尋ねる

初回処方例

エスゾピクロン（ルネスタ®）錠1mg　1回1～2錠　1日1回　就寝前

　本症例は明らかな環境要因の影響やこれまでの慢性的な不眠の経験およびアルコール多飲歴，睡眠関連障害などもないとして，処方例を提示した．

　年齢的に，ふらつきやせん妄のリスクは高くはないと考えられることを確認した上で，効果の確実性を期待して BZP 受容体作動薬の使用を考え，その中でも，BZP 系睡眠導入薬と比べ，耐性，中断による反跳性不眠が生じにくく，自然な睡眠構築に影響を与えにくいとされている[1] 非 BZP 系薬（Zドラッグ）を考えた．国内では，ゾルピデム，ゾピクロン，エスゾピクロンが使用可能だが，この3剤のうち血中消失半減期（$T_{1/2}$）が比較的長めのエスゾピクロンをまず選択した．エスゾピクロンは 3 mg まで使用可能（高齢者は 2 mg まで）であり，不眠時頓用薬としても同薬を使用できるメリットがあり，薬剤調整もしやすい．本症例は入眠困難に加え，睡眠維持障害型の不眠パターンを示していると考えられるが，近年では中間作用型睡眠導入薬を初めから導入することはあまり行われない．

評価のポイント

　エスゾピクロンの入眠効果は早く，翌日に評価可能であるが，抗不安効果が弱いため熟睡感や中途覚醒については改めて評価が必要である．

対応後の反応

　寝つきはよくなり，睡眠時間もやや延長したが，午前2時くらいには目が覚めることがやはり多く，以後の睡眠は不十分であり睡眠導入薬の再調整希

望があった.

変更後の処方例

リルマザホン（リスミー®）錠 1 mg　1 回 1 錠　1 日 1 回　就寝前

　短時間作用型の BZP 系睡眠導入薬となるが，その中でも $T_{1/2}$ が比較的長く，効果もマイルドであるリルマザホンを選択した．BZP 系睡眠導入薬に変更することで，非 BZP 系睡眠導入薬と比べ抗不安効果も期待できる．

その他の処方例

エスゾピクロンの増量（本症例であれば，1 日量は最大 3 mg まで）

　増量により効果の延長が期待できる場合がある．

ブロチゾラム（レンドルミン®）錠 0.25 mg　1 回 1 錠　1 日 1 回　就寝前

　同じ短時間作用型のブロチゾラムなども検討できる．

フルニトラゼパム（サイレース®）錠 1 mg　1 回 0.5 〜 1 錠　1 日 1 回　就寝前
あるいは
エスタゾラム（ユーロジン®）錠 1 mg　1 回 0.5 〜 1 錠　1 日 1 回　就寝前

　不眠による患者の苦痛が強く，短時間作用型ではやはり効果に乏しい場合には，中間作用型睡眠導入薬の使用も考慮される．ただし，連日の投与による効果の蓄積によって，高齢者でなくとも眠気の遷延が認められる可能性もあり，注意が必要である（図1）．

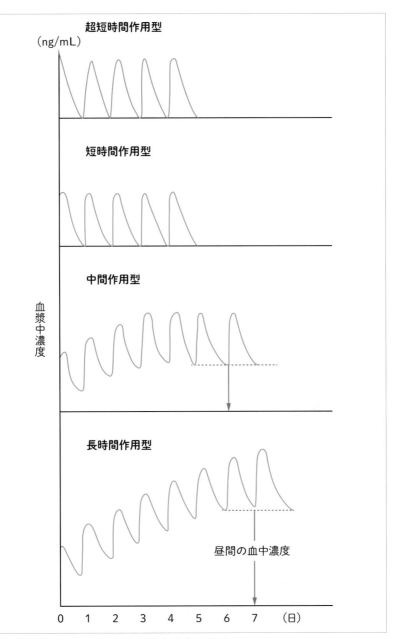

図1　睡眠導入薬内服による血漿中濃度の推移

レンボレキサント（デエビゴ®）錠5mg　1回1錠　1日1回　就寝前
あるいは
スボレキサント（ベルソムラ®）錠15mg　1回1錠　1日1回　就寝前

近年は新規の睡眠導入薬がまず使用されることも増えていることから，上記の薬剤を検討することも一考に値する．ただし，先に述べたようにBZP受容体作動薬と比べ，効果の個人差がみられやすい．

スタッフで共有！

●睡眠導入薬内服後の変化を丁寧に観察する

　疾患の治療や検査の目的で入院する患者は，大なり小なり不安を抱えている．そのため，「しっかり寝たい」というような睡眠欲求が高まることも多く，主観的な不眠の訴えが増すことがときどきある．そのような場合，客観的な評価も含めて検討しなければ，睡眠導入薬の過量投与がなされてしまう危険性もある．睡眠導入薬内服後，30分〜1時間程度の変化と睡眠の維持状況（中途覚醒がみられないか）および翌朝の眠気などの評価を丁寧に行い，医療者間で共有する．

この症状の人への関わりのポイント

　今後の治療への不安が覚醒刺激の一因となっていることも考慮して，不安をできるだけ緩和できるよう支持的な関わりに努める．覚醒刺激の緩和が，睡眠導入薬の効果をより引き出しやすくなることを理解しておく（睡眠導入薬の薬効のみに期待するのではない！）．

中途～早朝覚醒を改善するために

・中途覚醒・早朝覚醒などがみられた場合であっても，まず短時間作用型睡眠導入薬から試してみる方が安全である．

・長期間投与とならないように，可能な限り中止時期についても意識しておく．

・睡眠導入薬の効果をより引き出すためには，心理的なサポートが有効となることが多いことを理解しておく．

文　献

1）三島和夫（編）：睡眠薬の適正使用・休薬ガイドライン，じほう，p56，2014

（谷向 仁）

熟眠障害

・「熟眠障害」は時間的にはある程度の睡眠が得られている，あるいは他覚的に睡眠がとれているようにみえても，本人がぐっすり眠れたという満足感が得られていない状態を指す.

・基本的には，睡眠の量（長さ）の問題ではなく，質の問題として捉えられる.

・「熟睡感がない」「ぐっすり眠れていない」などの訴えが主であるが，人によっては「眠れていない」と漠然と訴える場合もある.

症例の背景

52歳男性　精巣腫瘍

現病歴　3ヵ月前に精巣腫瘍と診断され外科手術を受けた. その後，術後補助化学療法目的にて入院した.

現在の状況　術前より不眠の訴えあり. オレキシン受容体拮抗薬を服用するも効果なく1週間で中止し，エスゾピクロン2mgに変更となった. 投与初日は入眠できていたが，3日目には再度変更を希望された. 病棟スタッフから，不眠の背景には病気や仕事に対する不安があるのではないかとの意見が出た. そのため，不眠に保険適用もあるエチゾラム錠0.5mgが処方された. 不安はやや軽減し，寝つきもよく，夜勤の看護師からは「巡回時には閉眼されており寝ているように思える. 睡眠状態はましになっているのではないか」との報告があった. 一方患者からは，「見回りに来た気配で目が覚めてしまう. やはりぐっすり寝た気がしない」との訴えが聞かれた.

内服薬 エチゾラム錠 0.5 mg　1 日 1 回　就寝前

まず行うべきこと，知っておくべきこと

●眠れない原因を検索する

不眠を訴えられた場合は，入院患者特有の同室者の問題や看護師の巡回などの環境要因，不安，抑うつなどの精神的な問題，痛みなどの身体的な問題など（☞ p59「5 つの P」参照），睡眠を妨げる要因について検討することが重要である．特に夜間の状況においても夜勤スタッフと情報を共有することは大切である．

●治療歴を確認する

過去の不眠に関する薬物療法歴を確認する．

過去に睡眠導入薬を用いた治療が行われている場合には，具体的な内容と内服の方法やその反応について丁寧に確認する．患者によっては，「眠れている/眠れていない」と二分法的な評価として表現されることもあるが，薬物療法によって少しでも反応があったかの丁寧な確認は，その後の薬物調整の大きな参考となる．

初回処方例

ミアンセリン（テトラミド®）錠 10 mg　1 回 1 錠　1 日 1 回　就寝前　を追加

> 患者自身から熟眠障害の訴えがあったことからミアンセリンを選択した．ミアンセリンは四環系抗うつ薬であり，レム睡眠抑制・睡眠維持・睡眠深度維持作用があり，トリアゾロピリジン系であるトラゾドンと同様に，実臨床では熟眠障害に使用されることが多い．

その他の処方例

トラゾドン（レスリン®，デジレル®）錠 25 mg　1 回 1 錠　1 日 1 回　就寝前　を追加

> ミアンセリンよりも $T_{1/2}$ が短く，朝方への効果の遷延が心配された場合などはトラゾドンの方が使いやすい（☞ p66 **表 4** 参照）．

評価のポイント

　抗うつ効果を得るには 2 〜 4 週間程度を要し，さらなる増量などの用量調整も必要だが，不眠に対する効果は低用量でも得られ，効果も翌日に評価できることが多い．

対応後の反応

　内服数日後の評価で，「以前よりよく眠れている感覚がある」という言葉が聞かれた．しかし，「夜間トイレに行きたくなったときに少しふらつく」との訴えが聞かれた．

変更後の処方例

エチゾラムの中止

> 　エチゾラムは BZP 受容体作動薬の中でも，鎮静催眠・筋弛緩作用などが比較的強い薬剤である．習慣性の懸念もあることから，長期処方とならぬよう中止のタイミングを意識しておいた方がよい．また，ふらつきなどは筋弛緩作用の問題だけで生じるわけはなく，本症例のように他の鎮静催眠作用のある薬剤が重なることでも当然生じうる．そのため，ここではまずエチゾラムを中止して睡眠が確保できるかを試すこととした．

スタッフで共有！

●エチゾラムの使用に適した患者選択は難しい

　エチゾラムは不眠に保険適用があることから，不眠患者に対して身体治療科の医師が処方することも多いが，抗不安・鎮静催眠作用などが強く，$T_{1/2}$は短い．そのため薬効の減弱が感じられやすく，不安や不眠を強く訴える患者にとっては特に習慣性が問題となる．また，筋弛緩作用も強いことから，高齢者はもちろん，若年者であってもふらつきなどには注意を要する場合がある．処方する場合は慎重にし，投与後は経過観察も重要であり，長期使用はできる限り避け，中止のタイミングを考えておくことが大切である．

●抗うつ薬の不眠への効果について理解しておく

　ミアンセリンやトラゾドンはセロトニン（5-HT）$_{2A/2C}$，ヒスタミン（H）$_1$，ノルアドレナリン（α）$_1$受容体拮抗作用をもち，中でも 5-HT$_{2A/2C}$ 受容体拮抗作用は臨床的には熟睡感が増すことが期待されている．抗うつ効果がみられるには一定用量を少なくとも 2 〜 4 週間程度要するのに対し，睡眠効果は内服初日からみられる．また，一般的にはうつ病治療よりは低用量で効果が認められる．

この症状の人への関わりのポイント

　睡眠導入薬の変更が数回行われている場合には，まず，なぜ変更になったのか（実際その薬効評価が正しかったのか？　本当に有効でなかったのか？　など）を詳しく尋ねる必要がある．変更が妥当と考えられる場合には，作用機序の異なる薬剤を使用することも検討する．また，本症例のような働き盛り世代のがん患者では，仕事などの不安も抱きやすく，そのことが不眠に影響することもある．したがって，まずはその不安や心配事に丁寧に耳を傾ける支持的な関わりが必要である．そのような関わりによって不安による睡眠への影響が軽減し，睡眠導入薬の効果が得られやすくなることもある．

　また，患者の「眠れない」という訴えは，入眠困難，中途覚醒，熟眠障害，悪夢など状況は様々であるため，薬物療法を行う場合には，どのように眠れ

ないのかを丁寧に確認し，それぞれの状況に適した薬剤をまず試してみることが大切である．

熟眠障害を改善するために

・熟眠障害は量ではなく質の問題が主となるため，患者の訴えをより掘り下げて確認することが必要である．観察上，一見眠っているようにみえても，だらだらした浅い睡眠となっていることもときにある．
・患者の「寝た気がしない」という訴えは「眠れない」や「寝つけない」といった訴えとは異なる意味があることを理解する必要がある．

（岡本 禎晃）

転倒予防を考慮した高齢者の不眠

・高齢者の不眠は若年者と比較して，転倒・転落のリスクが高い．
・睡眠導入薬が転倒・転落に関連する可能性がある一方で，不眠自体が影響
　する場合もあるとの報告がある．

症例の背景

83 歳男性　誤嚥性肺炎

現病歴　10 年前から高血圧と糖尿病の治療中だが，誤嚥性肺炎を発症し緊
急入院となる．認知症の既往はないが，軽度の認知機能低下は認められてい
る．

現在の状況　抗生剤による治療を受け誤嚥性肺炎は改善したが，夜間は不眠
にて経過し，頻繁なナースコールが問題となっていた．看護師が訪室すると，
「寂しい，眠れない」などの訴えが認められた．

内服薬　テルミサルタン錠 40 mg　1 回 1 錠　1 日 1 回　朝食後
　　　　　メトホルミン錠 250 mg　1 回 1 錠　1 日 3 回　毎食後

まず行うべきこと・知っておくべきこと

● **不眠の原因評価を 5P に基づいて行う** （☞ p59 参照）
● **入院前の状況を確認する**

　患者本人だけでなく，家族からも家での睡眠状況（昼夜逆転などリズムの
乱れも含めて）を確認する．

●**認知機能，運動機能を評価する**

　高齢者や認知機能障害の存在はせん妄の発症リスクを高めることから，睡眠の薬物療法を行う際には事前の確認が必要である．また，転倒・転落のリスク評価として，普段の歩行状況や下肢筋力の評価などの運動機能の評価や転倒の既往なども併せて確認する．

●**非薬物療法について検討する**

　睡眠衛生指導をまずは念頭に置く．

初回処方例

レンボレキサント（デエビゴ®）錠5 mg　1回1錠　1日1回　就寝前
あるいは
スボレキサント（ベルソムラ®）錠15 mg　1回1錠　1日1回　就寝前

　軽度の認知機能の低下もあり，せん妄のリスク状態であったことから，BZP 受容体作動薬は避けた方がよい．また高齢でもあり転倒のリスクにも繋がりやすいと考え，オレキシン受容体拮抗薬の睡眠導入薬を検討した．

その他の処方例

トラゾドン（レスリン®，デジレル®）錠25 mg　1回1錠　1日1回　就寝前

　トラゾドンの抗うつ効果発現は2〜4週間程度を要し，睡眠効果を得るためよりも高用量が必要だが，不眠に対しては低用量で初回投与からの効果が期待できる．また，持ち越し効果がほとんどみられないこと，筋弛緩作用もみられないことなどから，適応外使用とはなるものの，臨床現場では高齢者やせん妄のリスク者の不眠にはよく用いられる．

評価のポイント

　レンボレキサントの作用発現は比較的早いので，翌日か数日で評価する．スボレキサントは初回投与で効果のある人もいるが，数日を要する人もいるため評価は数日から1週間程度必要である．

対応後の反応

　夜間の睡眠は確保されるようになったが，眠気がやや残るとのことであった．

変更後の処方例

レンボレキサント（デエビゴ®）錠2.5 mg　1回1錠　1日1回　就寝前
あるいは
スボレキサント（ベルソムラ®）錠10 mg　1回1錠　1日1回　就寝前
に減量

> 　明らかな肝腎機能異常が認められなくとも，高齢者の場合，代謝・排泄機能などが低下している可能性がある．この場合，薬剤の減量などをまず行うことが妥当である．レンボレキサントは2.5・5・10 mgの錠剤，スボレキサントは，10・15・20 mgの錠剤があり調整がしやすい．

スタッフで共有！

　転倒・転落は筋弛緩作用のみが影響するわけではないので，鎮静催眠作用を有する睡眠導入薬などの薬剤を使用する高齢者の場合には，常に注意しておく必要がある．

この症状の人への関わりのポイント

　高齢者や軽度の認知機能低下などせん妄発症のハイリスク患者は，BZP系睡眠導入薬によりせん妄が発現する可能性を理解する．また，高齢者の場合，睡眠導入薬が影響する転倒・転落について，特に投与初期には注意が必要である．

　また，睡眠導入薬を処方することが患者の寂しさを和らげる解決となるわけではないことから，夜間であっても時間の許す限り支持的に接する時間を確保できるよう努め，安心感を提供できるようにする．

高齢者の不眠を改善するために

・不眠の原因をアセスメントして，可能な限り除去する．
・入院前から昼夜逆転していないか，もともとの入眠時間が病院の消灯時間より著しく遅くないかなど，自宅での生活習慣についても評価する．
・薬物療法は，それ以外の方法が無効か，入院環境では実施困難な場合に検討する．

（岡本 禎晃）

高齢者への投与に注意するべき薬剤

薬効群	代表的薬剤	注意点
睡眠導入薬，抗不安薬		
ベンゾジアゼピン（BZP）系睡眠導入薬	ブロチゾラム（レンドルミン®），フルニトラゼパム（サイレース®），ニトラゼパム（ベンザリン®，ネルボン®）など	過鎮静，認知機能の悪化，運動機能低下，転倒，骨折，せん妄などのリスクを有しているため，高齢者に対しては特に慎重な投与を要する
長時間作用型BZP系睡眠導入薬	フルラゼパム（ダルメート®），ハロキサゾラム（ソメリン®）など	高齢者では，BZP系薬剤の代謝低下や感受性亢進がみられるため，使用するべきではない
超短時間作用型BZP系睡眠導入薬	トリアゾラム（ハルシオン®）	健忘のリスクがあり，使用はできるだけ控えるべきである
非BZP系睡眠鎮静薬（Zドラッグ）	ゾピクロン（アモバン®），ゾルピデム（マイスリー®），エスゾピクロン（ルネスタ®）	転倒・骨折のリスクが報告されている
BZP系抗不安薬	アルプラゾラム（コンスタン®，ソラナックス®），エチゾラム（デパス®），ジアゼパム（セルシン®，ホリゾン®）など	日中の不安，焦燥に用いられる場合があるが，高齢者では上述した有害事象のリスクがあり，可能な限り使用を控える
抗うつ薬		
三環系抗うつ薬	アミトリプチリン（トリプタノール®），アモキサピン（アモキサン®），クロミプラミン（アナフラニール®），イミプラミン（トフラニール®）など	SSRIと比較して抗コリン症状（便秘，口腔乾燥，認知機能低下など）や眠気，めまいなどが高率でみられ，副作用による中止率も高いため，高齢発症のうつ病に対して，特に慎重に使用する
ベンザミド系抗精神病薬	スルピリド（ドグマチール®）	食欲不振がみられるうつ状態の患者に用いられることがあるが，パーキンソン症状や遅発性ジスキネジアなど錐体外路症状発現のリスクがあり，使用はできるだけ控えるべきである
選択的セロトニン再取り込み阻害薬（SSRI）	セルトラリン（ジェイゾロフト®），エスシタロプラム（レクサプロ®），パロキセチン（パキシル®），フルボキサミン（デプロメール®，ルボックス®）	高齢者に対して転倒や消化管出血などのリスクがある

［高齢者の医薬品適正使用の指針（総論編），2018年5月，厚生労働省より改変］

不安による不眠

身体的な病気への罹患による将来の不安が睡眠に影響することは多い.

症例の背景

48歳女性　乳がん術後

現病歴　乳がんの診断の下，乳房の部分切除を受け現在入院中.

現在の状況　現在は病理診断待ちの状況. 術後痛は軽減しており感染徴候もなく経過は良好だが，「眠れません. お薬をください」と不眠の訴えが続いている. これまでにも心配事があると眠れないことはあったが，慢性的に不眠症があるわけではなかった.

内服薬　ロキソプロフェン錠60 mg　1回1錠　疼痛時頓用

まず行うべきこと，知っておくべきこと

●安易に睡眠導入薬を処方しない

術後の病理組織結果が不安な状況であるのは容易に想像がつく. 不安などは脳活動を活発にし，睡眠の妨げとなりうる. まずは可能な限り不安な気持ちについて支持的に傾聴し，不安を軽減するように努める. その上でも不眠の軽減がみられないようであれば，睡眠導入薬の処方を検討する.

初回処方例

ゾルピデム（マイスリー®）錠 5 mg　1 回 1 錠　1 日 1 回　就寝前

入院中の不眠に対しては，特に投薬内容の制約がなければ，速やかに効果が期待できる薬剤を選択することが望まれる．したがって，効果が安定するのに 2 週間前後を要することの多いメラトニン受容体作動薬のラメルテオンや，効果の安定に数日を要し効果発現の個人差も BZP 系薬よりも大きいオレキシン受容体拮抗薬などよりは，ゾルピデムやエスゾピクロン（あるいはゾピクロン）などの非 BZP 系薬（Z ドラッグ）が選択されることが多い．

評価のポイント

翌日に効果を評価する．ただし，BZP 系睡眠導入薬や Z ドラッグは，初回は著効するが継続投与すると効果が減弱することがあるので，継続的な観察評価が必要である．また，Z ドラッグは抗不安効果が弱いため患者の訴えをよく聴くように心がける．

対応後の反応

ゾルピデム服用後に入眠はできたが短時間で覚醒し，追加の睡眠導入薬を希望する日が続いている．

変更後の処方例

アルプラゾラム（コンスタン®, ソラナックス®）錠 0.4 mg　1回1錠　1日1回　就寝前

　ゾルピデムなどの Z ドラッグは入眠障害に広く使用されている薬剤であるが，抗不安作用は弱い（**表 1**）．本症例は，不安が睡眠状況に影響している可能性が高いことから，不安を和らげることが睡眠確保に有効となることが考えられる．したがって，ある程度の抗不安作用を併せ持つリルマザホンやブロチゾラムなどの BZP 系睡眠導入薬，あるいはアルプラゾラム，ロラゼパム，ブロマゼパムなど BZP 系抗不安薬への切り換えを検討する．ここではアルプラゾラムを選択した．

表 1　抗不安薬の抗不安作用と筋弛緩作用の比

一般名	商品名	作用特性				
		抗不安	催眠鎮静	筋弛緩	抗痙攣	抗うつ
アルプラゾラム	コンスタン®，ソラナックス®	2＋	2＋	±	－	2＋
エチゾラム	デパス®	3＋	3＋	2＋	－	2＋
オキサゾラム	セレナール®	2＋	2＋	±	＋	－
クロキサゾラム	セパゾン®	3＋	＋	＋	－	2＋
クロチアゼパム	リーゼ®	2＋	＋	±	±	＋
クロラゼプ酸	メンドン®	2＋	±	－	2＋	2＋
クロルジアゼポキシド	コントール®，バランス®	2＋	2＋	＋	±	
ジアゼパム	セルシン®，ホリゾン®	2＋	3＋	3＋	3＋	＋
フルジアゼパム	エリスパン®	2＋	2＋	2＋	±	－
フルタゾラム	コレミナール®	2＋	＋	±	－	2＋
フルトプラゼパム	レスタス®	3＋	2＋	2＋	－	＋
ブロマゼパム	レキソタン®	3＋	2＋	3＋	3＋	＋
メキサゾラム	メレックス®	2＋	2＋	±	－	＋
メダゼパム	レスミット®	2＋	＋	±	＋	－
ロフラゼプ酸エチル	メイラックス®	2＋	＋	±	2＋	＋
ロラゼパム	ワイパックス®	3＋	2＋	±	＋	＋
タンドスピロン	セディール®	＋	－	－	－	＋

［野田幸裕ほか（編）：臨床精神薬学，南山堂，p132-177，2013 より作成］

対応後の反応

　アルプラゾラムを就寝前に服用したところ「昨夜はぐっすり眠ることができました．いろいろ堂々巡りをする考えが和らぎ気持ちが落ち着きました」との発言が聞かれた．ただ，朝方「少し眠気が残る」との訴えが聞かれたため，内服を夕食後としたところ，睡眠は確保されたまま朝方の眠気の訴えもみられなくなった．

スタッフで共有！

●効果発現時間と服用タイミング

　ゾルピデムなどのZドラッグやBZP受容体作動薬の効果発現時間はほぼ30分以内である．就寝時間に合わせて，服用時間を決めることが重要である．アルプラゾラムは作用時間が比較的長いため，投与初期の持ち越し効果に注意する．

●効果のアセスメントと薬剤の中止・継続

　本症例は検査結果待ちによる不安の影響が強いと考えられるため，病理診断の結果が出て説明が行われた段階で，不安が落ち着いた場合にはアルプラゾラムの中止を検討する．結果によっては不安が増強する場合もあるが，その場合，しばらく継続はしつつも不安の緩和に努め，可能な限り長期投与とならないよう検討することを念頭に置いておく．

この症状の人への関わりのポイント

　がん患者の「検査結果待ち」状態の不安は大きい．そのため，抗不安薬などが不安に起因する活発な脳活動の抑制には有効となりうるが，薬剤を漫然と使用し続けるのではなく，中止の可能性については常に考えておくことが大切である．そのために，支持的な傾聴や関わりによる不安感への働きかけが，結果として薬剤の減量・中止に繋がる．

　また，薬の効果や効果発現時間についても丁寧に説明するよう心がける．

不安による不眠を改善するために

- 患者の訴えを支持的に傾聴する.
- 検査結果待ちなど明確なストレッサーがあれば,それを除去(解決)することができれば不眠も改善することが期待されるため,まずは一時的な薬物療法を検討する.
- 汎用されているZドラッグによる効果が乏しい場合には,抗不安作用を併せ持つBZP系睡眠導入薬の使用もしくは睡眠作用を併せ持つ抗不安薬への変更を検討する.あるいは初めから使用を検討してもよい.
- 不眠のきっかけとなったストレッサーの影響が緩和された場合には,薬剤の中止も検討する.

(岡本 禎晃)

内服困難な不眠

・がん終末期では状態によっては内服ができない場合がある.

・「内服困難な不眠」に対する薬剤選択は,注射薬か,胃瘻があれば経管投与を検討するが,坐薬という選択肢もある.

症例の背景

73歳男性　食道がん

現病歴　咽頭部の違和感(食べ物がつかえる感じ)を感じ受診したところ食道がんと診断され,手術,放射線治療が施行されるも再発し,肺転移も指摘された.徐々に食事摂取が困難となったが胃瘻は拒否され入院となる.

現在の状況　「もう,そう長くないと思います.いろいろ考えごとをしていると眠れません」との訴えがあった.主治医を含む病棟スタッフで検討した結果,持続鎮静の適応はないと判断された.

内服薬　内服困難のため,内服薬はすべて中止となっている.

まず行うべきこと,知っておくべきこと

●薬物療法以外の方法を検討する

がんの終末期の患者の不眠の原因は様々である.身体的原因では痛みや倦怠感などと多く,精神的要因では不安や抑うつなどもあり,解決できない場合も少なくない.また,スピリチュアルペインなどであれば,適切な薬物療法がないことも多いため,家族の付き添いなど薬物療法以外の方法をまず検討する必要がある.

初回処方例

ブロマゼパム坐剤 3 mg　0.5 個を就寝前，効果不十分時は 0.5 個追加

　内服困難な不眠に対する投与経路は坐薬か持続静注，持続皮下注となる．ただし，坐薬や注射薬は選択肢が多くなく，BZP 系薬などを使用せざるをえないことも多い．そのため，せん妄の発現には十分注意を払う必要がある．投与の簡便さと患者への侵襲を考慮すると，ブロマゼパム坐剤を選択することが多い．

　緩和ケアの領域では，内服困難な患者への投与方法として，ミダゾラム注射液の舌下投与があるが，十分な臨床試験が実施されていないことから，経験のある医師のもと以外では使用しない．

評価のポイント

　投与 30 分程度で評価可能である．効果不十分な場合は他の注射薬への変更を検討する．持ち越し効果について評価を行う．

対応後の反応

　ブロマゼパム坐剤 3 mg　0.5 個を就寝前（22 時）に使用したところ，入眠には至らずナースコールが頻回であったため，0.5 個を 22 時半に追加で挿肛したところ，入眠され 6 時まで覚醒しなかった．朝の持ち越し効果はなかった．

変更後の処方例

ブロマゼパム坐剤 3 mg　1 個　を就寝前　に増量

　ブロマゼパムの効果は個人差がある．初回から 1 個使用すると効果が

強く，持ち越し効果が出現する場合もある．一方，本症例のように0.5個では効果不十分な場合，翌日からは追加投与ではなく，1回1個に増量する．

その他の処方例

ハロペリドール（セレネース®）注射薬 0.25 ～ 0.5 A の点滴後に
ヒドロキシジン（アタラックス-P®）注射薬 0.5 A の点滴

せん妄のリスクが高い場合やせん妄症状がすでに併存している場合は抗精神病薬を併用する[1]．

スタッフで共有！

●ブロマゼパムの特徴を理解する

ブロマゼパムは抗不安薬の中でも抗不安・催眠作用が強く，入眠困難に効果が期待できる．ブロマゼパム坐剤 3 mg はブロマゼパム錠 5 mg と AUC は同等であるが，最高血中濃度到達時間（T_{max}）は錠剤の方が早い．しかし，製品によって体内動態のデータは異なり，データでの比較は困難であるが，臨床経験的に入眠作用の発現は 30 分以内である．

●高齢者の投与量は注意が必要

高齢者に対して減量して投与すると効果不十分で，場合によってはせん妄（不穏）になるリスクを高めることもあるので，投与後の睡眠効果の確認は重要である．

この症状の人への関わりのポイント

　生命予後の限られている患者の不眠の訴えは速やかな対応が必要である.
特にがん患者の場合は不安を合併していることが多い.
　不安のケアを行いつつ,夜間は十分な効果が期待できる睡眠導入薬を検討
する.点滴にするか,皮下注射にするか,坐薬にするかは,患者との話し合
いで決めることが望ましい.

内服困難な不眠を改善するために

・内服困難な不眠として,今回はがん患者を例としたが,様々な理由で内服
　が困難になるため,対象患者によって方法は異なる.
・投与経路と薬理作用の特性を理解して,その患者にとって最善の薬剤と投
　与経路を選択する.

文　献

1) 日本サイコオンコロジー学会/日本がんサポーティブケア学会：がん患者にお
　けるせん妄ガイドライン 2022 年版 第 2 版, 金原出版, 2022

（岡本 禎晃）

よりよく

不眠に　対応するために

　不眠を訴える患者がいた場合，睡眠導入薬が安易に処方されがちであるが，それは好ましくはない．安易な処方は，せん妄，転倒，依存形成などにも繋がることがあるため，処方前には事前の評価が大切である．不眠に影響する要因は様々であり，不眠への対応が必ずしも睡眠導入薬の処方とは限らないことを理解しておく．

まず行うべきこと，知っておくべきこと

● 5 つの P および本人のこれまでの睡眠状況を確認する

　発症要因や不眠に影響を及ぼす原因を考える場合，「5 つの P」に沿った検索が有用である（**表1**）．身体的（Physical），生理的（Physiological），心理的（Psychological），精神医学的（Psychiatric），薬理学的（Pharmacological）の 5 つの観点から，丁寧に睡眠を妨げる要因を評価し，それらの改善に取り組むことが基本となる．要因は単一であることは少なく，複数の要因が関与していることが多いが，1 つの要因の影響が大きい場合にはその介入を行うことが睡眠確保に繋がることもよくある．

　また，これまでの睡眠状況（もともとの不眠の既往も含めて）や生活スタイル（就寝-起床時間など）の確認も大切である．不眠歴の長い患者（慢性不眠）の場合，対応が簡単ではなく，どの程度のゴールを設定できるか検討する必要がある．

●不眠のパターンを尋ねる

　不眠は，入眠障害，睡眠維持障害（中途覚醒），早朝覚醒，熟眠障害の 4つのパターンに大別されるが，薬物療法導入の際には，「眠れたか，眠れて

表1　5つのP

①身体的（Physical）	疼痛，発熱，悪心・嘔吐，かゆみ，下痢，頻尿，消化管閉塞，咳嗽，呼吸困難，倦怠感，錐体外路症状（パーキンソン症状，アカシジア）など
②生理的 （Physiological）	環境変化（入院，転居による生活の変化など），昼夜逆転，隣室者の騒音など
③心理的 （Psychological）	不安，ストレス，同室者との関係，ライフイベントなど
④精神医学的 （Psychiatric）	適応障害，うつ病，せん妄，アルコール依存症など
⑤薬理学的 （Pharmacological）	ホルモン製剤（ステロイド，甲状腺ホルモンなど），中枢非神経刺激薬（メチルフェニデート，ペモリン），降圧薬，循環器病薬，消化性潰瘍薬，気管支拡張薬，認知症治療薬（コリンエステラーゼ阻害薬など），抗パーキンソン薬，免疫抑制薬，抗がん剤，嗜好品（カフェイン，ニコチン，アルコールなど）

いないか」ではなく，どのように眠れなかったかという「不眠のパターン」の確認が大切な情報となる．「寝つきはどうですか？」「途中で目は覚めますか？」「朝早く目が覚めてしまいますか？」「ぐっすり眠れたと感じますか？」のように具体的な表現で確認すると，より正確な情報が得られやすい．また，可能であれば，睡眠中のいびき，寝言，下肢のむずむず感や四肢の不随意運動（ぴくつきなど）の訴え，周期的な体動などを，過去の状況も含めて確認できれば，睡眠関連障害［睡眠時無呼吸症候群，restless legs syndrome（RLS），周期性四肢運動障害など］の鑑別に有益な情報となる．

不眠の非薬物療法

　前述の手順に沿って不眠の評価を十分行った後，まずは睡眠衛生指導などの非薬物療法を実施する．
　睡眠の質や量を向上させることを目的として，睡眠の妨げとなっている習慣や日常生活のパターンの改善や睡眠環境を整える方法などを指導する "睡

眠衛生指導"は大切である.

　厚生労働省がとりまとめた「健康づくりのための睡眠指針 2014 ～睡眠 12箇条～」[1] などが参考となる.

不眠の薬物療法

　上述の非薬物療法で効果不十分だった場合は, 薬物療法を検討する. 不眠の薬物療法を行う場合, 現在では大きく 3 つの作用機序の睡眠導入薬（BZP受容体作動薬, メラトニン受容体作動薬, オレキシン受容体拮抗薬）が使用できる. BZP 受容体作動薬は, その化学構造の違いから BZP 系と非 BZP系睡眠導入薬（Z ドラッグ）に大別され, 血中消失半減期（$T_{1/2}$）と効果発現時間を参考に薬剤を選択するのが一般的である（表 2）. 例えば, 入眠障害には, 超短時間～短時間作用型の睡眠導入薬, 入眠は良好だが中途覚醒や早朝覚醒などの睡眠維持障害がみられれば中間作用型の睡眠導入薬を使用するなどとなる. また, メラトニン受容体作動薬は一般的には睡眠覚醒リズム障害に対する効果が期待され, オレキシン受容体拮抗薬は新しい作用機序の薬剤として効果が期待されている.

　どの作用機序の薬剤を選択すべきかは, 不眠の程度, 即効性, 副作用などの観点からの総合的な判断が臨床現場では行われるが, メラトニン受容体作動薬, オレキシン受容体拮抗薬は, 作用点がそれぞれメラトニン受容体, オレキシン受容体と明確であり, 他の神経系とのクロストークによる睡眠作用も併せて期待はできるものの, 脳に広く分布する BZP 受容体に働きかけるBZP 受容体作動薬と比べると効果発現の個人差もみられやすい（図 1）. 一方,BZP 受容体作動薬は, ふらつき, 転倒, せん妄, 耐性獲得や反跳性不眠,依存形成などが問題となりやすく, メラトニン受容体作動薬, オレキシン受容体拮抗薬の方が有利な可能性も指摘されている. また, 睡眠導入薬の適応はないものの一部の抗うつ薬は近年, 認知機能の低下している患者やせん妄の患者に広く使用されている.

　特に, ふらつき, 転倒, せん妄などのリスクが高い高齢者などでは, メラトニン受容体作動薬やオレキシン受容体拮抗薬, 抗うつ薬（トラゾドン）の使用がまず推奨されている.

表2　主な睡眠導入薬の作用時間による分類

分類	作用時間による分類	一般名	商品名	用量 (mg)	最高血中濃度到達時間 (T_{max})	血中消失半減期 (T_{1/2})	作用発現時間	作用時間
非BZP系薬	超短時間作用型	ゾルピデム	マイスリー®	5~10	0.8	2	30分以内	約6時間
		ゾピクロン	アモバン®	7.5~10	1	4	30分以内	約6時間
		エスゾピクロン	ルネスタ®	1~3（高齢者は2mgまで）	1	5~6	30分	3~4時間
BZP系薬		トリアゾラム	ハルシオン®	0.125~0.5	1.2	2~4	10~15分	約7時間
	短時間作用型	エチゾラム	デパス®	0.5~3	3	6	約30分	約6時間
		ブロチゾラム	レンドルミン®	0.25	1.5	7	15~30分	7~8時間
		リルマザホン	リスミー®	1~2	3	10	15~30分	6~8時間
		ロルメタゼパム	エバミール®ロラメット®	1~2	1.5	10	該当資料なし	該当資料なし
	中間作用型	エスタゾラム	ユーロジン®	1~4	5	24	28±12分	4.8±1.7時間
		フルニトラゼパム	サイレース®	1~2	1.5	24	30分	6~8時間
		ニトラゼパム	ベンザリン®ネルボン®	5~10	2	28	15~30分	6~8時間
	長時間作用型	クアゼパム	ドラール®	15~30	3.5	36	—	—
		フルラゼパム	ダルメート®	10~30	4.5	65	—	—
メラトニン受容体作動薬	—	ラメルテオン	ロゼレム®	8	1	0.8	1~2週間	—
オレキシン受容体拮抗薬	—	スボレキサント	ベルソムラ®	15~20（高齢者は15mgまで）	1.5	12	約30分	約6時間
	—	レンボレキサント	デエビゴ®	5~10	1~1.5	47~50	約30分	約6時間
BZP系睡眠鎮静薬	短時間	ミダゾラム静注	ドルミカム®	—	—	1.8	5分以内に鎮静化	2時間
		ミダゾラム筋注	ドルミカム®	—	0.5	2.1	30秒以内に入眠	該当資料なし

	GABA 受容体	オレキシン受容体
中枢神経系における分布状況	・広範囲に分布 ・150 億〜 200 億ニューロン 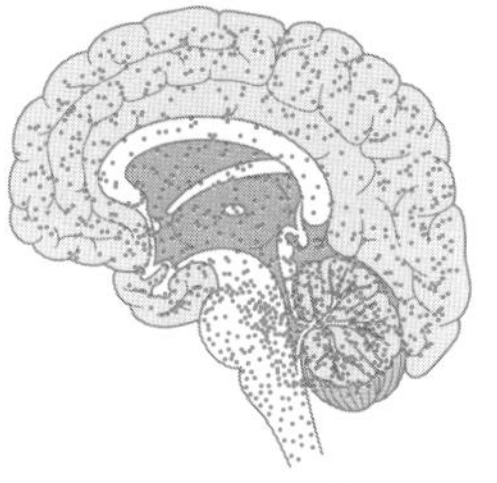	・限局的に分布 ・10 万ニューロン以下 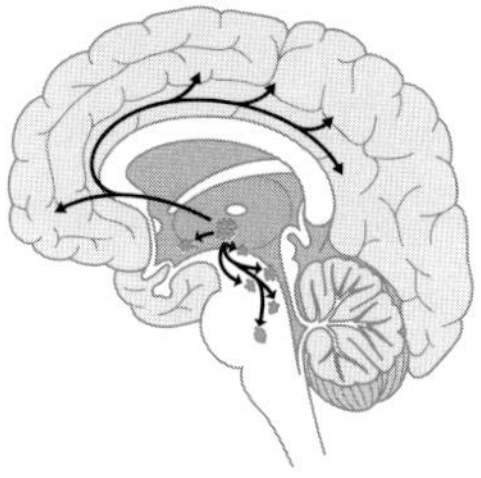
睡眠および覚醒に対する作用	・鎮静作用 ・抗不安作用 ・抗痙攣作用 ・筋弛緩作用	・覚醒状態の維持作用 ・覚醒状態の安定化作用

図 1　GABA 受容体とオレキシン受容体の違い

オレキシン受容体拮抗薬と BZP 系睡眠導入薬は作用部位が異なり，薬理作用も異なる．　　　　　　　　　　　　　　　［ベルソムラ® 製品紹介パンフレットより作成］

不眠の種類と効果が期待できる薬剤

「入眠障害」や「中途覚醒」「早期覚醒」への薬剤選択は，各薬剤の $T_{1/2}$ を参考とするが，作用時間は身体状況（特に肝腎機能），他の薬剤との相互作用，年齢などに大きく影響を受けることから，実際には使用後の反応をみて適宜調整を行う．

1 入眠障害

●**オレキシン受容体拮抗薬**：スボレキサント，レンボレキサント
●**非 BZP 系薬（Z ドラッグ）**：エスゾピクロン，ゾピクロン，ゾルピデム
●**BZP 系薬**：ブロチゾラム，リルマザホンなど

・不安の訴えなどのない入眠困難についてはオレキシン受容体拮抗薬が近年，第1選択となりつつある．依存性や習慣性のリスクが少ないため，症状が改善すると患者から薬物療法の終了を希望されることがある．オレキシン受容体拮抗薬は，BZP系睡眠導入薬と異なり，急な中止で退薬症状が発現しにくいため，希望日から中止が可能である．

・入院中など，急を要する場合や不安の訴えがある場合は，非BZP系かBZP系の睡眠導入薬を選択する．

・睡眠導入薬による転倒・転落やせん妄には注意が必要である．

オレキシン受容体拮抗薬の差異

　睡眠薬としては最も新しく導入された．スボレキサント(ベルソムラ®)，レンボレキサント（デエビゴ®）に関する効果の検討報告が徐々に増えている．それらの報告を参考にしつつ，臨床現場では今のところ添付文書に記されている「禁忌」「慎重投与」「併用注意（表3）」の情報をもとに使いわけられていることが多い．

　レンボキサントについては一包化が可能とされている．

---

2 中途覚醒・早朝覚醒（睡眠維持障害）

● **中間作用型BZP系薬**：エスタゾラム，フルニトラゼパムなど

・BZP系の薬剤は，$T_{1/2}$ を参考に超短時間作用型・短時間作用型・中間作用型・長時間作用型に分類されている．しかし，臨床試験において，効果持続時間はどの薬剤も6～8時間である．例えば，トリアゾラムは超短時間作用型に分類されているが，$T_{1/2}$ は短くても代謝物に活性があるため，実際の効果持続時間は比較的長い．

・$T_{1/2}$ が長いBZP系薬は，高齢者の場合は腎機能が低下していることが多く，日中も作用が持続している可能性がある．すなわち，前向性健忘や日中の眠気に関係することがあるので，注意が必要である．

表3　オレキシン受容体拮抗薬の比較

一般名	レンボレキサント	スボレキサント
選択性	OX1R＜OX2R	OX1R＞OX2R
用法・用量	1日1回5 mgを経口投与（適宜増減可：10 mgを超えない）CYP3A阻害薬との併用時は2.5 mg	1日1回経口投与 成人：20 mg 高齢者：15 mg
代謝	CYP3A	CYP3A，P糖蛋白
排泄	尿中29.1％，未変化体1％未満	尿中23％，未変化体1％未満
禁忌	本剤の成分に過敏症の既往歴 重度の肝機能障害	本剤の成分に過敏症の既往歴 CYP3Aを強く阻害する薬剤投与中患者
慎重投与	ナルコレプシーまたはカタプレキシー 軽度および中等度の肝機能障害 重度の腎機能障害 中等度および重度の呼吸機能障害 脳に器質的障害	ナルコレプシーまたはカタプレキシー 高齢者 重度の肝機能障害 重度の呼吸機能障害 脳に器質的障害
併用注意	アルコール（飲酒）中枢神経抑制薬 CYP3Aを阻害する薬剤 CYP3Aを誘導する薬剤	アルコール（飲酒）中枢神経抑制薬 CYP3Aを阻害する薬剤 CYP3Aを誘導する薬剤 ジゴキシン
一包化	可能	不可

［デエビゴ®，ベルソムラ®の添付文書より作成］

3　熟眠障害

● **トリアゾロピリジン系抗うつ薬**：トラゾドン
● **四環系抗うつ薬**：ミアンセリン

・熟眠障害には抗うつ薬であるトラゾドンやミアンセリンを選択する（**表4**）.
・トラゾドンは，三環系・四環系抗うつ薬とも構造が異なるトリアゾロピリジン系の薬剤で，セロトニン再取り込み阻害作用が強いため，第1世代のセロトニン再取り込み阻害薬（SSRI）と表現されることもある．ただし，セロトニントランスポーターへの選択性は他のSSRIより低い.
・トラゾドンはセロトニン再取り込み阻害作用が強く，抗ヒスタミン作用，抗アドレナリン作用があり，抗コリン作用は弱い．鎮静催眠作用が強く，

表4　ミアンセリンとトラゾドンの睡眠効果

	ミアンセリン	トラゾドン
作用機序	・α_2 拮抗によるノルアドレナリン放出促進および SSRI の効果の増強 ・5-HT$_{2A/2C}$，H$_1$，α_1 拮抗による不眠の改善（徐波睡眠の増加） ・消化器症状の減少 ・抗コリン作用は弱い	・5HT の再取り込みを選択的に阻害 ・5-HT$_{2A/2C}$，H$_1$，α_1 拮抗による不眠の改善（徐波睡眠の増加） ・抗コリン作用は弱い
代謝酵素	1A2，2D6，3A4	3A4，2D6
T_{max}（h）	2	2.6 〜 3.4
$T_{1/2}$（h）	18	6 〜 7

熟眠効果があるので，不安・焦燥，SSRI による不眠に対して有効である．近年，認知機能の低下している患者やせん妄の患者の不眠に広く使用されている．

・ミアンセリンはノルアドレナリン再取り込み阻害作用と α_2 受容体遮断作用をもち，抗コリン作用は弱い．不安，焦燥感のあるうつ病に有効であり心毒性はない．

・トラゾドンやミアンセリンの抗うつ効果発現には 10 日〜 2 週間を要するが，不眠に対しては初回投与から効果が期待できる．ただし，保険適用はない．

4　昼夜逆転（睡眠覚醒リズム障害）

●メラトニン受容体作動薬：ラメルテオン

・昼夜逆転の患者に安易に BZP 受容体作動薬を処方しない．緊急性のない場合は，ラメルテオンを第 1 選択とすることがある．

・ラメルテオンはメラトニン受容体に作用し，睡眠覚醒リズムを整える薬剤である．メラトニン受容体を介する最大効果には 2 週間前後必要である．したがって，患者の眠れないという訴えに対して投与しても，その日から効果が発現するとは限らない．

・ラメルテオンは筋弛緩作用などがないことから，転倒・転落のリスクは睡眠導入薬より少ない．抗不安作用がないことから，不安やうつ症状に対しては他剤との併用が必要である．

ラメルテオンのメラトニン受容体への作用

　ラメルテオンはメラトニン受容体の1と2（MT_1, MT_2）に作用するが，MT_1は直接的な催眠作用，MT_2は体内時計に対して作用する．また，高用量でMT_1，低用量でMT_2に作用することから，体内時計への作用を効果的に行う場合，低用量（1 mg程度）を入眠時刻の5〜6時間前に内服してもらうことが効果を最大化させると考えられている．

5 夜間せん妄（☞ p106参照）

●**多元受容体作用抗精神病薬（MARTA）**：（糖尿病がない場合）クエチアピン（単独またはBZP系薬との併用を考慮）
●**セロトニン・ドパミン拮抗薬（SDA）**：リスペリドン（睡眠を目的とする場合はBZP系薬との併用を考慮）

6 内服困難，あるいは内服薬では管理が困難な場合

●**BZP系抗不安薬**：ブロマゼパム坐薬
●**BZP系睡眠鎮静薬**：ミダゾラム持続静注・持続皮下注
●**ヒドロキシジン**
●**α_2受容体作動性鎮静薬**：デクスメデトミジン持続静注
・ブロマゼパムは抗不安薬に分類されるが，心身症（高血圧症，消化器疾患，自律神経失調症）における身体症候，並びに不安・緊張・抑うつおよび不眠に保険適用がある．
・ブロマゼパム坐薬は催眠作用が比較的強いことと，坐薬という投与経路から肝臓での初回通過効果を受けず高い血中濃度が得られるため，催眠作用が期待できる．点滴ルートが留置されていない患者の場合は，坐薬の方が

侵襲は少ない.

- ミダゾラムは BZP 系睡眠鎮静薬で，持続静注・持続皮下注にすることにより，調節性がよくなる．50 ～ 100 mL の生理食塩液に溶解して点滴静注することもできる．夜間のみであれば 10 ～ 30 mg/8 時間が適当である．

- ミダゾラムを持続静注や持続皮下注で管理する場合は Richmond Agitation-Sedation Scale（RASS）で評価する（**表5**）．開始量が少ない場合は，効果確認時間を 30 分後や 1 時間後に設定する．投与後は，呼吸回数と RASS などで鎮静の深度を定期的にアセスメントする．効果発現を急ぐ場合は，開始時に 1 時間量を早送りしてから，持続投与を開始する．治療効果を RASS で共有すると，投与量の指示が RASS で可能となり，ミダゾラムの投与量の増減について共通認識のもと，ある程度看護師で調節可能となる．増量後の効果判定は 10 ～ 30 分後に行う．

- ヒドロキシジンは第 1 世代抗ヒスタミン薬であり，H_1 受容体と結合してこれを不活化する作用を持つインバース・アゴニストであるとされている[2]．中枢神経作用，制吐作用，抗コリン作用などを持ち，鎮静薬，制吐薬としても使われている．投与量は 25 mg/mL を生理食塩水 50 mL に溶解し，15 分程度で点滴静注する．

- デクスメデトミジンは α_2 作動性鎮静薬で，持続静注で使用する．シリンジ製剤は希釈などの手間がない．抗不安作用はないが，せん妄の副作用は BZP 系薬より少ない．患者の状態に合わせて，至適鎮静レベルが得られるよう，維持量として 0.2 ～ 0.7 μg/kg/時の範囲で持続注入する（維持投与）．

高齢者の不眠に対する薬物療法

　高齢者の不眠に対してはできるだけまず非薬物療法を試みる．薬物療法を行う際に推奨されるものとして，筋弛緩作用や認知機能低下作用が比較的少ないラメルテオン，トラゾドン，オレキシン受容体拮抗薬がある．

　高齢者の投与量を減量する根拠として腎機能低下があるが，睡眠導入薬では腎機能に応じた投与量は設定されておらず，臨床では初期投与量を半分程度にするなどにより，持ち越し効果の軽減を期待する．一方，減量により十

表5　緩和ケア用 Richmond Agitation-Sedation Scale（RASS）日本語版

スコア	用語	説明
+4	好戦的	明らかに好戦的，暴力的で，スタッフに危険が迫っている
+3	非常に興奮している	チューブやカテーテルを引っ張ったり抜く；攻撃的
+2	興奮している	頻繁に目的のない動きがある
+1	落ち着きがない	不安そうだが，動きは攻撃的でも活発でもない 完全に意識清明ではない患者で，頻繁に動き，攻撃的でない
0	意識清明で落ち着いている	
−1	傾眠	完全に意識清明ではないが，呼びかけに覚醒状態 （開眼・アイコンタクト）が続く（≧10秒）　⎫
−2	浅い鎮静	呼びかけに短時間覚醒し，アイコンタクトがある（<10秒）　⎬ 呼びかけ刺激
−3	中等度鎮静	呼びかけに動きか開眼で反応するが，アイコンタクトはない　⎭
−4	深い鎮静	呼びかけに反応はないが，身体刺激に動きか開眼がある　⎫ 身体刺激
−5	覚醒不可能	呼びかけにも身体刺激にも反応がない　⎭

RASS 評価手順

1. 患者を観察する
　・意識清明，落ち着きがない，または興奮がある　　　　　　　Score 0 〜+4
2. 意識清明でない場合，患者の名前を呼び，目をあけてこちらを見るように言う
　・覚醒し，開眼・アイコンタクトが持続する　　　　　　　　　Score −1
　・開眼・アイコンタクトがあるが，持続しない　　　　　　　　Score −2
　・呼びかけになんらかの動きがあるが，アイコンタクトはない　Score −3
3. 呼びかけ刺激に反応がないとき，肩をゆすることで身体的に刺激する
　・身体刺激に何らかの動きがある　　　　　　　　　　　　　　Score −4
　・どの刺激にも反応しない　　　　　　　　　　　　　　　　　Score −5

［今井堅吾ほか：緩和ケア用 Richmond Agitation-Sedation Scale（RASS）日本語版の作成と言語的妥当性の検討. Palliat Care Res 11: 331-336, 2016 より許諾を得て転載］

分な睡眠が得られず，かえってせん妄の原因になることもある．

不安による不眠の薬物療法

　非 BZP 系睡眠導入薬（Z ドラッグ）やオレキシン受容体拮抗薬，ラメルテオンなどは，催眠作用以外の作用である抗不安作用や抗痙攣作用，筋弛緩作用が BZP 系薬に比較してほぼない．不安の訴えのある不眠については，抗不安薬を併用するか，ブロチゾラムのように抗不安作用のある BZP 系の睡眠導入薬を選択する．

　BZP 系抗不安薬は抗不安作用以外に筋弛緩作用，催眠作用，抗てんかん作用があり，作用時間の長短とこれらの作用の強弱をもとに薬剤選択を行う．

不眠を改善するためのまとめ

・不眠の原因を 5 つの P に従って丁寧に検討し，原因に合わせた対応を検討する．
・薬物療法を行う場合には，不眠のパターンを把握しておく．
・作用機序の異なる睡眠導入薬のどれを選択するかは，効果の確実性，副作用，身体の状況，不眠による苦痛のひっ迫度など多面的に検討し決定する．
・BZP 受容体作動薬を使用する場合には，不眠のパターンから作用時間（$T_{1/2}$ を参考に）を検討して薬剤を選択する．

文　献

1) 厚生労働省：健康づくりのための睡眠指針 2014 ～睡眠 12 箇条～ <https://www.mhlw.go.jp/file/06-Seisakujouhou-10900000-Kenkoukyoku/0000047221.pdf>（2022 年 9 月閲覧）
2) Leurs R, et al: H1-antihistamines : inverse agonism, anti-inflammatory actions and cardiac effects. Clin Exp Allergy **32**: 489-498, 2002

（岡本 禎晃）

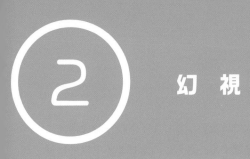

2 幻 視

「幻覚」は，聴覚や視覚，触覚，臭覚など知覚の異常であり，中でも幻視は実際にないものが見える症状である．具体的には人や動物，何らかの模様などが見えたりすることが多く，せん妄発症時や薬剤性の要因で発現することが多い．

症例の背景

62歳女性　卵巣がん

現病歴　1年前に不正出血により近医を受診したところ，大学病院の受診を勧められ，精査の結果，卵巣がんⅣ期と診断された．手術および化学療法が施行されるも2ヵ月前に再発．腹痛に対して内服していたロキソプロフェンの効果が不十分となっており，最近，痛みがかなり強く，本人の希望もあり疼痛マネジメント目的にて入院．オピオイド鎮痛薬であるオキシコドン 20 mg/日が開始された．

内服薬　がん告知後より抑うつ状態になり，SSRIであるパロキセチン錠 10 mg を就寝前に服用中．

現在の状況　消灯後の看護師の巡回時，本人は入眠しておらず，どうしたのかを尋ねてみると，「部屋の中でネコが走っていた」とやや興奮気味に訴えた．

まず行うべきこと，知っておくべきこと

●薬剤が原因かを確認する

　オピオイドによる幻視はまれな症状ではない．オピオイド投与時に過去に同じような幻視症状がなかったかを確認する．さらに，オピオイド以外に最近開始となった薬剤がないか確認する．薬剤以外の原因として，認知症（特にレビー小体型認知症），精神疾患，アルコール依存症などがないかを確認する．

●薬剤の中止や切り替えを検討する

　幻視に限ったことではないが，薬剤の影響による症状を考えた場合には，第一に薬剤の中止や切り替えについて検討することが基本である．その上で症状が継続している場合，あるいは何らかの理由で中止や変更ができない場合には，症状に対する投薬を検討することになる．

●患者に希望を確認する

　オピオイドによる幻視は，抗精神病薬などにより軽減・消失することが期待できるが，患者が服薬を望まないこともあるので，丁寧に説明を行う．

初回処方例

リスペリドン（リスパダール®）内用液1mg/包　1回1包　頓用

　状況からオピオイドによる幻視である可能性が高い．ここでは薬剤を使用する場合について例を挙げる．

・症状や重症度により異なるが，オピオイドの幻視にはリスペリドンなどの単回投与で効果がみられる．

・一部を除く幻視に対する薬物療法は D_2 受容体拮抗薬が第1選択になる．

・経口摂取が可能な場合には一般的に非定型抗精神病薬が第1選択薬となる．

・傾眠作用の少ない薬剤を選択する．

- リスペリドンはセロトニン・ドパミン拮抗薬（SDA）に分類され，少量投与の場合は比較的傾眠作用が少ない．
- 代替薬としてはブロナンセリンやハロペリドールがある．

評価のポイント

効果発現は早く，数時間後に評価可能である．副作用の傾眠がないかを確認する．

対応後の反応

リスペリドン内服後，興奮は軽減し幻視を訴える頻度も減少したが，日中の眠気の訴えが聞かれるようになった．

変更後の処方例

リスペリドン（リスパダール®）内用液 0.5 mg/包　1回1包　頓用　に減量

うつ症状に用いられているパロキセチンは，CYP2D6 阻害作用を有している．そしてリスペリドンは CYP2D6 で主に代謝される．そのためこれらの薬剤の併用では，リスペリドンの代謝に影響がある可能性があり，傾眠や倦怠感が投与後数日してから現れることもある．代謝酵素阻害作用により，徐々に体内に蓄積するためと考えられている．場合によっては中止も検討する．

その他の処方例

ブロナンセリン（ロナセン®）錠 4 mg　1回 0.5〜1 錠　頓用

あるいは

ペロスピロン（ルーラン®）錠4 mg　1回1錠　頓用

> 幻視は D_2 受容体の関与が強いと現時点では考えられている．非定型抗精神病薬のうち，D_2 受容体遮断作用が強い薬剤としては，ブロナンセリン，ペロスピロン，アセナピン（舌下錠）などが挙げられるが，アセナピンは催眠・鎮静作用も比較的強いことから，この状況であれば少量のブロナンセリンあるいはペロスピロンに変更することが考えられる．

スタッフで共有！

●リスペリドンでも眠くなる

リスペリドンは，少量であれば鎮静催眠効果が強い薬剤ではないが，過量投与になると傾眠の副作用が発現する．これは単に使用量が過量というだけではなく，本症例のように，相互作用によりその代謝が影響を受け血中濃度が高まりやすくなり，結果として過量投与に類似した状況となることもある．また，体質（CYP2D6 の欠損）によっては，投与量が少なくても数日後に過量になることがある．

●パロキセチンの相互作用には注意が必要

パロキセチンは代謝酵素の1種である CYP2D6 を強力に阻害するので，CYP2D6 で代謝される薬剤との併用には注意が必要である．

ここでは CYP2D6 を例に挙げたが，他にも併用薬による薬物相互作用には常に注意が必要である（☞ p76 参照）．

この症状の人への関わりのポイント

●オピオイド開始時の幻視に注意

オピオイドによる幻視はまれな症状ではない．しかし，幻視は患者が羞恥心などから自発的に訴えないことがある．些細な仕草を見逃さないことが重

要である.

　患者は「頭が変になった」や「家族におかしいと思われたくない」という表現をされる. よって, オピオイドによる幻視に気づくには「この薬を飲むと, たまにないものが見えると言われる患者さんがいますが, あなたはいかがですか？」といった聞き方をすることで, 患者も自ら表現しやすくなる.

幻視の薬物療法

　オピオイドによる幻視に対して, 可能であればオピオイドスイッチングが原因除去になるため, 第1選択になる. しかし, 当該オピオイドの効果を患者が実感している場合や, 施設にスイッチするオピオイドがない場合は, 本症例のように少量の抗精神病薬を追加投与する.

幻視を改善するために

・患者は誰にも言わず悩んでいることもあるので, 医療者から積極的に症状の有無を確認する.
・薬剤が原因の場合, 原因薬の変更や中止が第1選択であり, 抗精神病薬の投与はその後に検討する.
・患者は必ずしも薬物療法を望まないこともあるので, 患者の希望を確認してから処方を検討する.
・幻視は症状が消失する場合があるので, リスペリドンなどの抗精神病薬は漫然と処方せず定期的に評価を行い, 常に中止を検討する.
・パロキセチンなどの薬物相互作用の強力な薬剤が併用されている場合の薬剤選択や使用用量には注意が必要である.

（岡本 禎晃）

薬物相互作用

　薬物相互作用の発現機序には，薬物動態学（pharmacokinetics）的相互作用と薬力学（pharmacodynamics）的相互作用がある．

　薬物動態学的相互作用は，薬物の吸収・分布・代謝・排泄が他の薬物により影響を受け，血中濃度が変動することによって効果の増強や減弱が起こる．薬物動態学的相互作用の多くが薬物代謝の阻害あるいは誘導を介するもので，薬物相互作用全体の約半分を占める．その多くがチトクロム P450（CYP）に関係している．その他の重要な薬物動態学的相互作用として，トランスポーターを介した相互作用，吸収過程における物理化学的要因による相互作用などが挙げられる．

　CYP の遺伝子多型には次の 4 つの型がある

・PM（poor metabolizer）：代謝活性が欠損していて，薬物の血中濃度が上昇する人．プロドラッグの場合は効果が期待できない人．

・IM（intermediate metabolizer）：代謝活性が一部欠失している人．正常の人の半分程度の代謝能力がある．

・EM（extensive metabolizer）：正常の代謝活性を有する人．

・UM（ultra rapid metabolizer）：代謝活性が強く，薬物の血中濃度が低下する人．一般的には薬の効果が持続しないが，プロドラッグの場合は効果が強くなる．

　薬力学的相互作用は，薬物の体内動態（血中濃度）には変化はないが，受容体などの作用部位での相互作用や同様の薬効の重複などによって，効果の増強や減弱が起こる．

1 CYP による代謝

a 薬物の代謝は 2 つの相に大別される

第 I 相は水酸基が付加するなどの酸化反応，第 II 相は水酸基やアミノ基などに水溶性の高い低分子が結合する抱合反応であり，第 I 相反応の多くは CYP が関与している．第 II 相反応にはグルクロン酸抱合，硫酸抱合，グルタチオン抱合などの抱合酵素が関係する．

b CYP の活性は個人差が大きい

CYP の活性の個人差は，薬剤の効果に加えて相互作用の程度が人によって大きく異なる 1 つの原因となっている．

c CYP には基質薬，阻害薬，誘導薬がある（表 1，表 2）

CYP の阻害薬を併用することで一般に基質薬（当該 CYP で代謝される薬物）の代謝が抑制されて血中濃度が上昇し，副作用の発現のリスクが高まる．

CYP の誘導によって引き起こされる相互作用では，誘導薬を併用することで，基質薬の代謝が亢進され基質薬の血中濃度が低下する．

d 強力な阻害薬は数日間持続する

パロキセチンや一部のマクロライド系抗生剤による CYP3A4 および CYP2D6 に対する阻害作用は数日間持続する．

e CYP3A は肝臓だけでなく小腸にも発現している

グレープフルーツジュースは小腸の CYP3A を選択的かつ不可逆的に阻害するが，肝臓での阻害は比較的弱いことが知られている．そのため，カルシウム拮抗薬をグレープフルーツジュースで服用すると小腸での代謝が阻害され血中濃度は上昇するが，静脈内投与では影響が少ない．

表 1　強力な CYP の阻害薬と誘導薬

CYP	基質薬	阻害薬	誘導薬・要因
CYP1A2	アセトアミノフェン，アミトリプチリン，イミプラミン，オランザピン，カフェイン	キノロン系抗菌薬，グレープフルーツジュース，シメチジン，フルボキサミン，ベラパミル，オメプラゾール	喫煙，フェノバルビタール，カルバマゼピン，インスリン製剤，セントジョーンズワート
CYP2C9	アミトリプチリン，イミプラミン，フェニトイン系薬，ワルファリン，NSAIDs	シメチジン，フルコナゾール，フルバスタチン，ミコナゾール	カルバマゼピン，フェノバルビタール，リファンピシン
CYP2C19	アミトリプチリン，イミプラミン，ジアゼパム，フェノバルビタール，PPI の多く	ケトコナゾール，フルボキサミン，fluoxetine，PPI の多く	リファンピシン，カルバマゼピン，プレドニゾロン
CYP2D6	三環系抗うつ薬，オキシコドン，オンダンセトロン，コデインリン酸塩，タモキシフェン，パロキセチン，ハロペリドール，フルボキサミン，ベンラファキシン，メキシレチン，リスペリドン，PPI の多く	アミオダロン，キニジン，シメチジン，セルトラリン，パロキセチン，ハロペリドール，シメチジン，フルボキサミン	知られていない
CYP2E1	アセトアミノフェン，エタノール，カフェイン	イソニアジド，ジスルフィラム	イソニアジド，飲酒
CYP3A4	アセトアミノフェン，アミトリプチリン，イミプラミン，オメプラゾール，カルバマゼピン，コデインリン酸塩，コルチコステロイド，ジアゼパム，ゾルピデム，トリアゾラム，ニフェジピン，ブプレノルフィン，フルニトラゼパム，ミダゾラム，メロキシカム，リドカイン	イトラコナゾール，エリスロマイシン，オメプラゾール，クラリスロマイシン，グレープフルーツジュース，ケトコナゾール，シメチジン，ニフェジピン，パロキセチン，フルコナゾール，フルボキサミン，ミコナゾール，ミダゾラム	カルバマゼピン，デキサメタゾン，フェノバルビタール，リファンピシン

NSAIDs：非ステロイド性抗炎症薬，PPI：プロトンポンプ阻害薬
[恒藤 暁，岡本 禎晃：緩和ケアエッセンシャルドラッグ，第 4 版，医学書院，p8-9 より作成]

表2 代表的な抗精神病薬の代謝酵素

分類		薬剤名	主な代謝酵素
定型抗精神病薬	フェノチアジン系	クロルプロマジン	CYP2D6 > CYP3A4
		レボメプロマジン	CYP2D6
	ブチロフェノン系	ハロペリドール	CYP3A4 > CYP2D6, CYP1A2
非定型抗精神病薬		リスペリドン	CYP2D6 > CYP3A4
		オランザピン	CYP1A2 >グルクロン酸抱合
		クエチアピン	CYP3A4
		ペロスピロン	CYP3A4
		ブロナンセリン	CYP3A4
		アリピプラゾール	CYP2D6, CYP3A4
		クロザピン	CYP1A2, CYP3A4

［北川航平ほか：薬物相互作用（23—抗精神病薬の薬物相互作用）．岡山医会誌 124：78-81 より作成］

（岡本 禎晃）

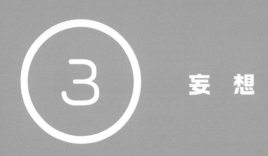

③ 妄　想

- ・妄想とは，明らかに事実でない事象に対する誤った信念であり，どのような説明によっても修正が困難なものをいう（古典的に一次妄想あるいは真性妄想という）
- ・その内容によって複数の種類に分類されるが，一般病棟で問題となりやすい代表的な妄想として被害妄想があり，統合失調症や妄想性障害などでよく認められる．
- ・統合失調症などにみられる妄想は，幻聴と並んで，D_2 受容体の過剰な伝達が関与しているという仮説（☞後述「妄想の薬物療法」参照）がある．本項目では主に被害妄想の例を提示する．

症例の背景

70歳女性　直腸がん

現病歴　血便が出現し近医総合病院を受診．精査の結果，進行性の直腸がんと診断された．手術が予定され，術前放射線化学療法目的にて入院となったが，しばらくして「看護師が私の悪口を言っている」と言い始め，さらには「病気を周囲にまき散らかしてしまう」「私と話すと不幸になる」といった内容の発言も認められるようになった．表情は硬く緊張感があり，会話中，警戒している様子がみられた．

既往歴　過去に精神科受診歴があるようだが詳細は不明．

内服薬　近医内科にてエチゾラム錠 0.5 mg　1回1錠　1日3回の処方を受け服用中．

80

まず行うべきこと，知っておくべきこと

●薬剤を使用するべきかどうかを検討する

　実際に起きている出来事に対しての患者の解釈が極端である場合には，どのような場合においてそのような言動が生じやすいかを検討するなど，医療者の患者への関わり方をまずは省みる必要がある．しかしながら以下のような場合には，身体疾患による影響や薬剤の影響も検討した上で，薬物療法を考慮することが多い．

・言動の内容が，明らかに事実とは異なることが確認できている．

・そのことを修正しようとしても困難であり，妄想と言えるレベルと判断される．

・急激に生じた症状ではない．

・その妄想によって治療やケアに大きな支障をきたしている．　　など

初回処方例

リスペリドン（リスパダール®）錠1mg　1回1錠　就寝前

　妄想は幻聴と並んで D_2 受容体の過剰な伝達が関与しているという仮説があるため，抗精神病薬を選択する．薬剤選択の際の参考ポイントの1つとして，副作用が比較的少ない非定型抗精神病薬の中で，一般総合病院でも採用頻度が高いと思われるリスペリドン（リスパダール®）をここでは挙げた．

評価のポイント

　妄想が完全になくなることを効果の目標にするのではなく（そのような効果が得られるとは限らない），妄想の程度およびそれに伴う治療やケアへの影響の変化を評価のポイントとして検討する．

内服後，被害妄想的な訴えはやや減じたが，眠気も訴えるようになった．

ブロナンセリン（ロナセン®）錠4 mg　1回1錠　1日2回　朝夕食後

　リスペリドンの使用により妄想の訴え自体はやや軽減していることから，抗精神病薬の効果は認められている可能性がある．しかしながら，いまだに被害妄想が残存していることに加えて，眠気の訴えも出てきている．リスペリドンの減量（0.5 mg/日）も考慮されるが，D_2 受容体への親和性が強く，リスペリドンよりも鎮静作用が弱いと考えられるブロナンセリンを選択した．

　ブロナンセリンは抗精神病薬初の貼付薬が近年開発され，すでに臨床場面に導入されている．内服困難例において注射薬以外の投与経路が広がったことは意義深い．

アリピプラゾール（エビリファイ®）錠6 mg　1回1錠　1日1回　朝食後

　ブロナンセリンと同じく D_2 受容体への親和性が高く，鎮静作用は少ない薬剤である．他の抗精神病薬と異なり，フルアンタゴニストではなくパーシャルアゴニストの薬理作用を有する．

オランザピン（ジプレキサ®）錠5mg　1回1錠　1日1回　就寝前

　妄想に伴い不穏や興奮が強く認められた場合には，逆に鎮静作用が強い抗精神病薬を選択することも多い．ただし糖尿病がある場合は禁忌となる．

スタッフで共有！

●標的症状と症状改善までの期間，副作用などを共有する

　抗精神病薬の各受容体への働きが，臨床効果として現れるスピードにはそれぞれ差があるため（☞後述「妄想の薬物療法」参照），どの症状を改善する目的で抗精神病薬を使用し（標的症状の明確化），その症状がどの程度の期間で改善してくると考えられるかを共有する．これと併せて，発現しうる副作用とその時期についても共有する．このような情報共有によって，薬効評価のポイントが評価者間でずれることが少なくなる．

この症状の人への関わりのポイント

　病的な被害妄想が認められ，治療やケアへの妨げが強い場合であれば，早めに薬物療法（抗精神病薬）を導入する．効果と副作用発現の評価を丁寧に行う．本症例では，過去に精神科受診歴があるようであり，年齢の割には比較的しっかりした用量の処方例を示したが，状況に合わせて増減などの調整を行う．

　一方，このようなケースでは，医療者のちょっとしたしぐさや言動が被害妄想の誘発に結びつきやすい．したがって，医療者自身の態度や言動には十分注意し，ケアやコミュニケーションの工夫を検討する．

妄想の薬物療法

●薬理作用から考えた薬剤選択

　抗精神病薬の主たる標的症状は，幻覚，妄想，精神運動興奮などである．このうち幻覚と妄想は，古典的には D_2 受容体の過剰な伝達が関与しているという仮説がある．そして抗精神病薬には強弱の差はあるものの，共通してこの D_2 受容体を遮断する作用がある．幻覚，妄想症状に対しては，D_2 受容体遮断作用の強い（一般的に Ki 値が参考となる）抗精神病薬が選択されることが多い．一方，精神運動興奮が強い場合には，α_1 受容体や H_1 受容体の遮断効果の強い薬剤が選択されることが多い（**表1**，**表2**）．効果発現までの時間については，幻覚，妄想などでは一定の時間を要し，通常は内服開始後，最低でも 1〜2 週間程度の観察が必要である．一方，精神運動興奮に対する α_1 受容体および H_1 受容体遮断作用としての鎮静効果[注1]は内服後比較的速やかに現れる．

[注1] 鎮静効果の背景

①幻覚・妄想が軽減し，そのストレス軽減による二次的な不穏の軽減
　➡ D_2 受容体遮断の効果（比較的時間がかかる）
②直接的な鎮静効果➡ α_1 受容体遮断，H_1 受容体遮断の効果（比較的早期からみられる）

●統合失調症ガイドラインを参考にした薬剤選択

　抗精神病薬は，古くから使用されてきた定型（第1世代という表現もある）抗精神病薬，比較的新しく現在主流として用いられている非定型（第2世代という表現もある）抗精神病薬に分類されることが多いが，非定型抗精神病薬の方が，定型抗精神病薬と比較して効果面はほぼ同等であるにも関わらず，錐体外路症状などの副作用発現が少ないことから汎用されている．日本神経精神薬理学会『統合失調症薬物治療ガイド—患者さん・ご家族・支援者のために—』においても，「初発精神病性障害に対して，好ましい抗精神病薬は

表1 主な抗精神病薬の Ki 値

受容体	アセナピン	オランザピン	クエチアピン	クロザピン	リスペリドン	アリピプラゾール	ハロペリドール
D_1	1.41	11.7	195[a]	22.9	20.9	813[a]	6.31
D_{2L}	1.26	21.4	417	135	6.17	1.15	1.45
D_{2S}	1.45	26.3	479	155	8.51	1.23	1.74
D_3	0.417	34.7	389	219	6.92	1.41	2.75
D_4	1.12	17.8	1,410	46.8	6.17	129	1.48
$5\text{-}HT_{1A}$	2.51	1,510	166	87.1	178	2.69	513
$5\text{-}HT_{1B}$	3.98	251	> 316	269	51.3	2.82	> 1,000
$5\text{-}HT_{2A}$	0.0708	1.32	155	4.07	0.204	9.55	52.5
$5\text{-}HT_{2B}$	0.178	3.89	46.8	1.62	10.2	0.257	331
$5\text{-}HT_{2C}$	0.0347	3.89	1,050	2.75	6.76	28.2	1,620
$5\text{-}HT_{5A}$	1.45	100	2,000	25.1	58.9	891	794
$5\text{-}HT_6$	0.251	3.24	2,290	8.91	2,190	229	3,630
$5\text{-}HT_7$	0.115	37.2	56.2	6.46	0.741	34.7	89.1
α_{1A}	1.17	22.4	64.6	12.6	5.13	324	25.1
α_{2A}	1.15	148	562	28.8	8.13	69.2	871
α_{2B}	0.324	331	83.2	28.2	9.55	191	562
α_{2C}	1.23	40.7	38.0	1.58	1.82	11.7	132
H_1	1.00	3.39	11.0	1.74	81.3	20.4	2,090[a]
H_2	6.17	3,160[a]	6,610[a]	1,230[a]	479[a]	7,080[a]	3,160[a]
MT_1	8,130	12.0	282	5.13	26,900	3,890	5,620
MT_2	31,600	39.8	603	70.8	38,900	12,000	8,910
MT_3	21,400	33.9	513	24.5	25,100	7,760	13,500
MT_4	9,120	22.4	245	20.9	10,700	5,890	5,620

数値は平均値（$n \geq 3$）a：$n = 2$

［シクレスト®インタビューフォームより作成］

どれか」という臨床疑問について，定型抗精神病薬（ハロペリドール，クロルプロマジン，レボメプロマジンなど）よりも，非定型抗精神病薬（リスペリドン，オランザピン，クエチアピンなど）の方が，短期間（≦13週）の研究においていずれの脱落率（すべての理由，副作用，効果不十分）が少なく，症状改善度，治療反応率も優れている傾向があるとされている．さらに，長期間（24～96週）の研究においては再発率が低く，副作用による断薬率も低かったことから，非定型抗精神病薬の使用が推奨されている．一方，そ

表2 各受容体遮断による効果

受容体	受容体遮断により期待される効果と副作用
D_{2L}	抗精神病作用，EPS 惹起
$5-HT_{2A}$	抗精神病作用，EPS 軽減
$5-HT_{1A}$	抗不安作用，EPS 軽減，認知改善
$5-HT_6$	認知機能障害改善
$5-HT_7$	認知機能障害改善
α_{2C}	認知機能障害改善
α_{1A}	鎮静，起立性低血圧
H_1	鎮静，肥満，認知機能障害
MT_1	便秘，認知機能障害，EPS 軽減

EPS：錐体外路症状

［村崎光邦ほか：臨床精神薬理 11：845-854，2008 より作成］

の中でどの非定型抗精神病薬が優れているのかについては，エビデンスが十分ではなく，順位付けはできないとされている[1]．

　近年，新たな抗精神病薬として，ルラシドン（ラツーダ®）が発売された．ルラシドンは，リスペリドン，ペロスピロンなどと同じく，セロトニン・ドパミン拮抗薬（SDA）としての薬理作用を有し，統合失調症および双極性障害のうつ状態への適応を取得している．

　抗ヒスタミン作用や抗コリン作用はわずかであることから，認知機能への影響は少ないと考えられており，今後の臨床現場での経験蓄積による報告が待たれる．

妄想を改善するために

・奇異な内容の妄想がみられ，その妄想によって治療やケアに支障をきたしている場合，速やかに抗精神病薬の導入を検討する．

・妄想や幻覚などの症状では，基本的に D_2 受容体遮断作用の強い薬を選択する．

・医療スタッフの何気ない態度や言動は被害妄想と繋がりやすいため，通常

以上に関わり方には注意する.
・妄想を完全になくすことを目標とするよりは，治療への支障が最低限に抑えることをまず目標とする（抗精神病薬の過剰投与とならないためにも重要なポイントである）.

文　献

1）日本神経精神薬理学会：統合失調症薬物治療ガイド—患者さん・ご家族・支援者のために—, 2018 <https://www.jsnp-org.jp/csrinfo/img/szgl_guide.pdf>（2023 年 3 月閲覧）

（谷向 仁）

④ 不　穏

- ・「不穏」の背景は様々だが，一般病棟ではせん妄，特に過活動型せん妄でよく認められるため，ここではせん妄による不穏を呈示する.
- ・突然大きな声を出したり，暴れだしたりするが，症状には日内変動がみられる.
- ・症状が改善すると普通の人のふるまいに戻る.

症例の背景

87歳男性　誤嚥性肺炎

現病歴　自宅にて発熱し救急車で搬送され，誤嚥性肺炎の診断のもと抗生剤治療のため入院となる．入院時は傾眠状態で意思疎通は困難であった.

現在の状況　入院後，アセトアミノフェンと抗生剤の投与で，解熱し傾眠傾向も改善がみられた．しかし，ナースコールをうまく押すことができず，大声で誰かを呼ぶという状態になり，看護師が訪室すると点滴ルートを自己抜去していた.

内服薬　なし

まず行うべきこと，知っておくべきこと

●入院前の状況を確認する

入院前の状況を家族などから聴取し，認知症の既往についても確認する.

●原因検索を行う

せん妄であれば，原因を特定し，その原因の除去や改善をまず行う必要がある．誤嚥性肺炎による発熱が原因であれば，抗生剤を投与する．次に発熱に対しては解熱薬を静注か内服で投与する．

発熱や感染が原因から除外された場合は，薬剤性を疑い，最近開始された処方を確認する．最近開始された薬剤以外に，相互作用で血中濃度が変動する可能性のある薬剤も被疑薬として検討する．

入院という環境の変化なども原因となる．その他，自宅での環境や体調の変化を確認する．

実臨床では，これらが複合的に関与していることも多い．

●標的症状を決める

不穏は，①落ち着きがない，②穏やかでない，③ソワソワしているなど様々な状態に用いられているが，本症例では②穏やかでない，に近い病像と考えられる．

初回処方例

内服が困難であったため，点滴ルートを再挿入し，

ハロペリドール（セレネース®）注 5 mg/1 mL　1 回 0.5 mL（生理食塩水 50 mL で希釈）30 分ほどかけて点滴静注　症状発現時

せん妄に対する適応外処方が認められている抗精神病薬は，リスペリドン，クエチアピン（糖尿病がない場合），ハロペリドール，ペロスピロンなどである．内服ができない場合はハロペリドール注が選択されることが多い．ハロペリドールは過量投与でアカシジアやパーキンソニズムなどの錐体外路症状が発現するため，0.5 mL（2.5 mg）とした．

ハロペリドールは錐体外路症状の副作用が発現することがあるので，投与量の設定には注意が必要である．高齢者の場合，1 A（5 mg）は過量になることが多いことを認識する．投与後は錐体外路症状やイライラ感がないか確認する．

評価のポイント

1時間程度で落ち着きが出なければ，他剤の追加投与を検討する．

対応後の状況

症状は落ち着き，少し穏やかになり大声は出さなくなったが独語が続き，入眠することはなかった．

変更後の処方例

ミダゾラム（ドルミカム®）注 10 mg/2 mL　1回 1 mL（生理食塩水 50 mL で希釈）30 分かけ点滴投与

大声は出さなくなったことから，ハロペリドールの効果はみられていると判断．しかし独語が続いており，完全に症状が消失したとはいえなかった．このまま様子をみることも検討はされたが，入眠困難か中途覚醒により，夜中か明朝に症状の再燃も予想されたため，薬剤による睡眠確保を行う方針となった．ここでは睡眠導入薬で静注が可能なミダゾラムを入眠目的で選択した．ミダゾラムは投与開始5分後から効果がみられ，効果持続時間は数時間である．したがって，投与開始時間が早いと早朝に症状が再燃する可能性がある．

静注が可能な睡眠導入薬としては，フルニトラゼパムもある．しかしフルニトラゼパムは呼吸抑制の報告が多く，一般病棟では使用が難しいため，ミダゾラムを選択した．

ミダゾラムにも呼吸抑制のリスクがあるため慎重に対応する．本症例の場合，不穏が連日続くと，同様の対応でミダゾラムの耐性が生じる可能性がある．そのため，原疾患である誤嚥性肺炎の速やかな改善に努めるべきである．

その他の処方例

●ミダゾラムの代わりとなる薬剤例として ─────────
ヒドロキシジン（アタラックス-P®）注射液　25 mg/mL　1 回 0.5 ～ 1 mL
（12.5 ～ 25 mg）（生理食塩水 50 mL で希釈）
1 時間以上空けて 1 日 2 回まで

●ルート確保が困難な場合，あるいは日中も不穏がみられる場合 ─────
ブロナンセリン（ロナセン®）テープ　20 mg/ 枚　1 日 1 枚　胸部・腹部・
背部のいずれかに貼付

> 一定期間，ブロナンセリン貼付薬を貼付することで静穏効果を期待することができる．

●非経口睡眠導入薬として ───────────────────
ブロマゼパム坐剤　3 mg　0.5 ～ 1 個を就寝前に挿肛

> ブロマゼパムは抗不安薬に分類されるが，坐剤は緩和ケア病棟や一般病棟において睡眠導入薬として使用される．通常，30 分以内に睡眠効果を得ることができる．

一般病棟での鎮静について

非経口の睡眠導入薬として最も汎用されているのはミダゾラム（ドルミカム®）の点滴投与，持続静脈内投与，持続皮下投与であると思うが，それ以外にはヒドロキシジン（アタラックス-P®）の点滴投与やデクスメデトミジン（プレセデックス®）の持続静脈内投与などが使用されている．一方，最近はフルニトラゼパム（サイレース®）が呼吸抑制のリスクが高く死亡例も相対的に多いため，2016 年の添付文書の改訂により呼吸管理が可能な場所での使用になり，一般病棟での使用は勧められ

ない.

　ヒドロキシジンは様々なガイドラインで慣習的に抗コリン作用が強いとされているが，親和性は非常に低いという意見もあり，臨床上もヒドロキシジンによるせん妄惹起は経験することはなく，むしろせん妄リスクを伴う患者においても術後などで非経口的な不眠時指示として貢献できる薬剤として使用されている.

　また，主に ICU で使用されるデクスメデトミジンは，呼吸抑制をきたさず，鎮静下でも意思疎通をとれることが多く，せん妄の予防効果に関する研究報告が複数存在する. また，ICU におけるせん妄の罹患期間を有意に短縮させたとする報告もある.

　デクスメデトミジンは 2013 年の独立行政法人医薬品医療機器総合機構の審査により，添付文書の改訂が行われた. つまり，ICU における人工呼吸の離脱後と，ICU 以外の局所麻酔下における非挿管での使用である. 以下は添付文書から抜粋である.

〈局所麻酔下における非挿管での手術及び処置時の鎮静〉

通常，成人には，デクスメデトミジンを 6 μg/kg/ 時の投与速度で 10 分間静脈内へ持続注入し（初期負荷投与），続いて患者の状態に合わせて，至適鎮静レベルが得られる様，維持量として 0.2 〜 0.7 μg/kg/ 時の範囲で持続注入する（維持投与）. なお，患者の状態に合わせて，投与速度を適宜減速すること.

　このようなことから，ミダゾラム，ヒドロキシジン，デクスメデトミジンは，条件付きで一般病棟でも使用可能との解釈がなされている.

スタッフで共有！

　投与後は呼吸回数と RASS （☞ p69 **表5** 参照）などで鎮静の深度を定期的にアセスメントする.

この症状の人への関わりのポイント

●現在の状況について丁寧な説明を行う

発熱により意識レベルが低下した状態で入院した場合，解熱により覚醒した際に，自分のおかれている状況が理解できず混乱していることがある．

意識清明ではない状況でナースコールの使用について説明しても，回復後には説明されたことが記憶にないことが多い．そのため，どうしてよいかわからず，大声で呼ぶという行為に及ぶこともある．

不穏に対する薬物療法

不穏に対する薬物療法としては抗精神病薬が第1選択であるが，ハロペリドールは催眠作用が弱いため，ハロペリドール単独での入眠は難しい．さらに，増量するとアカシジアやパーキンソニズムなどの錐体外路症状が発現し，より入眠が困難になることがある．

ハロペリドールは腎機能低下時でも減量の規定はないが，本症例のように高齢の場合は，ハロペリドール注は2.5 mg（0.5 mL）以下から開始するのが望ましい．

ハロペリドール投与後の不眠については，BZP系の薬剤を選択する．今回は内服が困難であったため，ミダゾラム注の点滴静注が選択されている．代替薬としては，ブロマゼパム坐剤を3〜1.5 mg使用する．また，ヒドロキシジン注を使用することも考慮できる．

不穏を改善するために

・不穏はせん妄の症状として出現しやすく，注意力や本人を含めたその場の状況を理解する能力が低下する状態である．一見しっかり覚醒しているようにみえても，つじつまの合わない言動がみられたり，記憶が曖昧になったり，幻覚や錯覚・妄想が出現し，正しい判断や行動をすることができな

い状態であるため，繰り返しの説明や支持的な関わりが必要になる．

・認知症で同様の症状を呈する場合，時間をかけて徐々に進行するのに対して，せん妄はこれらの症状が短期間のうちに出現し日内変動するため，家族などに自宅での状況を確認することが鑑別には役立つ．

・感染症に伴う発熱による不穏は解熱薬である程度緩和され，抗生剤により感染症が回復すれば不穏も回復するため，抗精神病薬やBZP系睡眠導入薬を漫然と投与しない．

（岡本 禎晃）

夕暮れ症候群・夜間せん妄①

　「夜間せん妄」や「夕暮れ症候群」では，日中は比較的しっかりしている
のに，夕方から夜間にかけて落ち着かなくなり，「家に帰る」と言ったり，
奇異な行動・興奮・易怒性などの症状がみられる．

症例の背景

75 歳男性　肺がん

現病歴　2 年前に肺がんと診断されるも手術の適応はなく，抗がん剤やチロ
シンキナーゼ阻害薬を服用していた．最近，胸水が溜まり始めているが呼吸
困難はなく，独歩で身の回りのことはできている．しかし，SpO_2 の低下が
みられることから，胸水穿刺目的にて入院となる．

現在の状況　入院当日午後から胸水を 1,000 mL 穿刺．その日の 18 時ごろ，「お
世話になりました．帰ります」と全裸で廊下に出て看護師に挨拶をした．対
応した看護師は，部屋に戻るように促し，服を着せようとするが「帰りま
す」と言い，聞く耳を持たない．

内服薬　エルロチニブなどを服用していたが，現在は服用していない．去痰
薬の L-カルボシステイン（ムコダイン®）錠 500 mg　1 回 1 錠　1 日 3 回
毎食後を服用中．

まず行うべきこと・知っておくべきこと

●入院前の状況を家族などに確認する

せん妄は原因検索と原因除去が基本である．入院前から頻繁にみられる症状であれば，症状が出現したときにさかのぼって原因検索をする必要がある．また，認知症の診断があれば認知症の行動心理症状（BPSD）の可能性やせん妄との重畳の検討も必要となる．

●原因検索を行う

新たに始めた薬剤を確認する．薬剤性の場合は，原因薬物の開始や，中止による離脱症状，あるいは原因薬物の血中濃度を上昇または低下させる新たな併用薬の開始で発現する．

薬剤以外の原因，特に身体症状についても考える必要がある．発熱や血液検査で感染徴候などがないことを確認する．感染症の場合は抗生剤などを検討する．発熱に対してはアセトアミノフェンなどの解熱薬を検討する．電解質異常や脱水などが原因となることもあり，その場合は補正を行う．

●支持的に関わる

薬物療法の前に支持的に関わることが必要である．静かな場所で話を聴く，帰りたいという話題を変えて気を逸らせるなどの工夫を行う．ただし，対応には限界があることも少なからずある．

●夜間せん妄の薬物療法は不穏と不眠への対応が主となる

夜間の不穏は自身のみならず他者の睡眠の妨げにも繋がる．療養生活の妨げとなる落ち着きのなさや不穏行動を標的症状として，薬物療法を検討し睡眠確保につなげる必要がある．

初回処方例

リスペリドン（リスパダール®）錠1mg　1回1錠　頓用

せん妄の治療薬としては，抗精神病薬が第1選択となっている．中でも，せん妄に対して広く処方されている治療薬としてリスペリドンがあ

る．おそらく，多くの施設で本症例のような患者に対して，最初に処方
されているものと思われる．

　抗精神病薬の中でリスペリドンが選択される理由としては，非定型抗
精神病薬として最初に使用可能になった薬剤であること，つまりそれ以
前の定型の抗精神病薬より副作用が少ないという安心感がある．また，
精神科医のいない施設においてもリスペリドンの採用比率は高く，近年
は医療費抑制の観点からジェネリック医薬品も多数発売されており，病
棟の常備緊急薬としてストックしておきやすく，すぐに投与が可能であ
る．また，剤形も錠剤以外に口腔内崩壊錠や液剤などがあり，服薬管理
の観点からも利便性が高い．

評価のポイント

　30分から1時間程度で評価する．その間も危険行動などがあれば追加の
薬物投与を検討する．

対応後の反応

　リスペリドン1mgをなんとか内服させるも，症状は変わらず，むしろ薬
を飲まされるという行為に対して興奮気味になった．

　30分後に1mg追加内服させると20分後には興奮は治まったが，「帰りま
す」の発言は続いた．さらに，30分後に1mg追加内服させると（合計
3mg），15分後にうとうとし始め入眠した．

　翌朝，家族が来ると入眠したままであり，起こしても朦朧状態で歩行困難
となっていた．傾眠は昼過ぎまで持続したが，夕方になると再度，脱衣行為
と「帰ります」との発言がみられた．

クエチアピン（セロクエル®）錠25 mg　1回1錠　頓用

　リスペリドンの投与目的は興奮の軽減であり，入眠ではない．リスペリドンの効果持続時間に個人差はあるが比較的長く，副作用が発現した場合は投与中止後半日から1日持続する．高齢者の場合，特に過量投与には注意が必要である．

　それに比して，クエチアピンの投与目的は興奮の軽減であるが，催眠作用も強いため，入眠の効果も期待できる．また，リスペリドンと比較して作用時間は短いことから効果の遷延は回避しやすい．投与目的が興奮の軽減だけでなく，入眠も期待する場合にクエチアピンが選択される．

　クエチアピンの投与量は1回25 mgから100 mgまで幅があるが，初回は25 mgから開始し，30分から1時間後に効果不十分なら追加投与し，次回から増量を行う．

　クエチアピンはリスペリドンほど多くの施設で使用できない可能性があるが，夜間せん妄には必要な薬剤であると考える．ただし糖尿病併存例には使用できない．

　投与目的が，興奮抑制か入眠効果も期待するかをスタッフ間で共有する．

　至適投与量には個人差があるので，アセスメントを繰り返し，用量調節を行うことが重要である．

　また，夜間せん妄は直接因子がはっきりしていなくとも，特に認知症を併存している場合には起こりうる．そのため，抗精神病薬が慢性的な長期投与となってしまうことがある．促進因子へのアプローチ，環境調整もしっかり行い，抗精神病薬の長期使用には十分注意する．

●リスペリドン

リスペリドンは興奮を抑えるが，入眠作用はあまり期待できない．

●クエチアピン

クエチアピンは筋弛緩作用はないが催眠作用があるため，眠気による転倒・転落に注意が必要である．クエチアピンの催眠作用発現時間は 30 分〜1 時間程度であるが，作用時間は 6 時間〜 8 時間と比較的短く，長時間作用は期待できないため，中途覚醒や早朝覚醒に注意が必要である．

なぜ，アセナピン（シクレスト®）はよくて，クエチアピン（セロクエル®）やオランザピン（ジプレキサ®）は糖尿病に禁忌なのか？

オランザピンやクエチアピンなどの多元受容体作用抗精神病薬（MARTA）の使用時は，高血糖発現が問題となることがあり，添付文書ではオランザピン，クエチアピンは糖尿病に禁忌で，アセナピンは禁忌ではない．

現時点でオランザピン治療中の高血糖発現機序は明確ではないが，非臨床および臨床では，いくつかの仮説が示されているので紹介する．

インスリン抵抗性が出現する理由としては，オランザピンそのものによりインスリン抵抗性を生じる可能性，あるいはオランザピン治療下のプロラクチン値の上昇がインスリン抵抗性をもたらす可能性，5-HT_{1A} 受容体拮抗作用により膵臓の β 細胞からのインスリン分泌が減少する可能性などが報告されている[1, 2]．京都大学の研究グループは，オランザピンが直接膵 β 細胞に作用している可能性を考え検証し，オランザピンがインスリンの前駆体であるプロインスリンの適切な構造形成を妨げて分解へと導くことにより，膵 β 細胞からのインスリン分泌を阻害することを明らかにしている[3]．

インスリン抵抗性などで糖尿病になる場合には発症まで通常数年かかるが，オランザピン誘発性糖尿病の場合では半年以内に発症する例もあり，健常人を対象としたいくつかの試験においてもインスリン抵抗性の発現が報告されている[4-6]．

オランザピンは，公式な統計データはないが，血糖上昇のリスクが2倍程度上がり，20〜30％が糖尿病を発症するといわれている．また，そのうちの2〜3％が非典型的な糖尿病を発症し，ケトアシドーシスのリスクは10倍程度上がると考えられている．

クエチアピン（セロクエル®）は，日本での発売当初，添付文書のルールとして，同種同効薬の禁忌は同じにする必要があった．しかし，先行発売された欧米をはじめとする海外や，日本での臨床試験では問題がないとされ，実際には糖尿病患者にも使用されてきた．実際に，重篤な高血糖のリスクはオランザピン（0.9％）よりクエチアピン（頻度不明）の方が低いことは，副作用報告などから明らかとなっていることから，クエチアピンは臨床では慎重投与の扱い（血糖値を測定しながら投与）になっていることが多い．ただし使用する場合は，各施設で方針を確認しておく必要がある．

この症状の人への関わりのポイント（☞ p106 参照）

文　献

1) Citrome L, et al: Weight gain and changes in metabolic variables following olanzapine treatment in schizophrenia and bipolar disorder. Clin Drug Investig **31**: 455-482, 2011

2) 岡田 俊：新規抗精神病薬服用中の統合失調症患者に対する代謝系副作用のモニタリング．精神誌 **110**：1209-1218，2008

3) Ninagawa S, et al: Antipsychotic olanzapine-induced misfolding of proinsulin in the endoplasmic reticulum accounts for atypical development of diabetes. Elife. Nov 17; 9: e60970, 2020

4) Sacher J, et al: Effects of olanzapine and ziprasidone on glucose tolerance in healthy volunteers. Neuropsychopharmacology **33**: 1633-1641, 2008

5) Solrun V: Orally disintegrating and oral standard olanzapine tablets similarly elevate the homeostasis model assessment of insulin resistance index and

plasma triglyceride levels in 12 healthy men: a randomized crossover study. J Clin Psychiatry **71**: 1205-1211, 2010

6) Teff K, et al: Antipsychotic-induced insulin resistance and postprandial hormonal dysregulation independent of weight gain or psychiatric disease. Diabetes **62**: 3232-3240, 2013

（岡本 禎晃）

夕暮れ症候群・夜間せん妄②

82 歳男性　肝臓がん

現病歴　肝細胞がんに対して腫瘍塞栓療法などを施行するも病気は進行し，食欲不振と倦怠感にて入院となる．

現在の症状　軽度の認知機能低下があり，夕方になると「おーい」などと大声で叫び不穏となる．

内服薬　ウルソデオキシコール酸（ウルソ®）錠 100 mg　1 回 1 錠　1 日 3 回　毎食後

まず行うべきこと，知っておくべきこと

●原因を検索する

　大声を出す理由としては，痛みや倦怠感などの身体症状以外にも，心理的な苦脳や不安などが考えられる．「物を落としたから拾ってほしい」「水が飲みたい」「トイレに行きたい」などの理由で誰かに助けを求めたいが，認知機能の低下などでナースコールを押すという行為が理解できなかったり，どこにあるかわからなかったり，ただただ寂しいので誰かに来てほしい，などの要求や希望の表現として現れている可能性もある．また，せん妄によって生じる可能性も検討する必要がある．身の置きどころがないなど医療上対応が必要な理由もある．

●睡眠覚醒リズムを整える

夕方からの活発な精神活動へのアプローチを考慮しつつ，睡眠覚醒リズムを整えることは重要である．対応としては，日中の覚醒を促す，夜間の睡眠を確保することを検討するなどがある．

初回処方例

クエチアピン（セロクエル®）錠 25 mg　1回1錠　症状発現時（夕方）

本症例は夜間に大声を出し，他の患者さんへの影響もあったことから，入眠作用を第1に考えクエチアピンを選択した．クエチアピンは他の抗精神病薬に比して催眠作用が強いため，糖尿病がなければ，不眠を伴う夜間せん妄に対しての第1選択とすることが多い．

肝機能低下があることから，少量（25 mg）から開始した．

評価のポイント

30分～1時間程度で評価する．効果が不十分であれば追加投与を検討する．

対応後の反応

クエチアピン服用後も不穏症状は改善しなかったため，さらにクエチアピン錠25 mgを追加投与したところ，このまま入眠した．

変更後の処方例

クエチアピン（セロクエル®）錠 25 mg　1 回 2 錠　夕食後

翌日より増量した処方とし，投与時間も症状発現時から夕方とした．

クエチアピンの入眠作用には個人差があり，50 mg を 2 回に分割する
（効果が不十分で追加する）より，1 回に必要量の 50 mg を投与する方が，
効果・副作用の観点から望ましい．効果不十分時に追加投与すると，投
与時間が遅くなり，持ち越し効果が懸念される．いずれにしても，ふら
つきや転倒には注意が必要である．

抗精神病薬の過量投与・長期投与に注意する

　本症例のように，高齢者であっても抗精神病薬を一定量，定期内服す
る必要があるケースは実際にあるが，症状マネジメントに必要な用量や
使用期間は個人差がみられる．用量に関しては初期投与量（少量より設
定するのが基本）による反応性を丁寧に評価して増減を慎重に検討する
必要がある．そして，過量投与および漫然とした長期投与とならないよ
うに特に注意することが大切である．高齢者の場合，少量であっても"高
齢者にとって"の過量投与となり，若年者以上に抗精神病薬による副作
用が生じやすく，転倒のリスクも高まる．また，認知症高齢者への長期
使用による死亡率上昇も報告されている [1]．

　夜間の睡眠確保によって症状マネジメントが行える状況となれば，抗
精神病薬から，トラゾドンやミアンセリン，オレキシン受容体拮抗薬（ス
ボレキサントやレンボレキサント）などへの切り替えも検討する（☞
p65 参照）．

スタッフで共有！

● **クエチアピン**（☞ p99 参照）
● **ミダゾラムによる鎮静**

　進行肝臓がんである本症例の場合は，夜間のみの不穏であったためクエチアピンで対応が可能であったが，病気が進行し，日中も不穏が出現した場合は，ミダゾラムなどにより持続鎮静が適応になることもある．その場合は，家族の意向や医療者間のコンセンサスを得る必要がある．

この症状の人への関わりのポイント（☞ p106 参照）

文　献

1) Arai H, et al: J-CATIA Study Group. Mortality risk in current and new antipsychotic Alzheimer's disease users: Large scale Japanese study. Alzheimers Dement **12**: 823-830, 2016

（岡本 禎晃）

よりよく

夜間せん妄に　対応するために

夜間せん妄の薬物療法

　せん妄に対する適応外処方が認められている抗精神病薬は,リスペリドン,クエチアピン,ペロスピロン,ハロペリドールである（厚生労働省「医薬品の適応外使用に係る保険診療上の取扱いについて」平成 28 年 9 月より）.

　せん妄に対する薬物療法としては抗精神病薬が第 1 選択であるが,リスペリドンやペロスピロン,ハロペリドールは催眠作用が弱いため,これらのみで入眠を期待することは難しい.一方,過量投与による傾眠は半日から 1 日持続する場合がある.

　クエチアピンは多元受容作用の抗精神病薬（MARTA）で傾眠作用の強い抗精神病薬であり,入眠作用を期待する場合などでは第 1 選択薬である.高齢者に使用する場合は少量から投与することで,持ち越し効果を軽減することができるが,せん妄が出現している場合は少量では入眠効果が期待できないこともある.ただし,糖尿病がある場合には慎重に使用する.

　不穏に対する薬物療法と,不眠に対する薬物療法はやや異なることを認識する.

この症状の人への関わりのポイント

　入院治療の場合,環境の変化などから特にせん妄のリスクがある.高齢者のみならず若年者であっても,例えば見当識障害などは起こりうる.せん妄などの状況にあってもまずは患者の言うことを否定せず,支持的に関わることが重要である.

夜間せん妄を改善するために

　せん妄治療は原因の除去が基本である．その上で薬物療法を行う場合，同効抗精神病薬は共通の作用点を持ちつつも，D_2 受容体拮抗作用以外は薬理作用が異なるため，目的によって使い分けることも検討する．夜間せん妄の対応では，睡眠確保が有効となることが多いことからクエチアピンなどはよく用いられる．

がん患者の終末期せん妄

　がん患者の場合，最初は夜間のみのせん妄であっても，終末期せん妄に移行する場合がある．

　終末期せん妄については有効な薬物療法はなく，先の肝臓がんの症例（☞ p102 参照）のような終末期せん妄は，服用時間を調節することでクエチアピンの入眠効果がうまく作用し，せん妄が活発化する前に入眠したと考えられる．

　終末期になると，原因除去は困難になる．そのため，治療目標をせん妄からの回復ではなく，せん妄による苦痛の軽減とすることが多い．家族に付き添いを頼むなど，非薬物療法の可能性も検討する．しかし激しい不穏を伴う過活動型せん妄が生じた場合などは，薬物療法の併用も検討する．

　疾患の進行によっては鎮静が必要になる場合と，自然傾眠になる場合があり，必ずしも鎮静薬が必要になるとは限らない．

　終末期せん妄は，必ず生命予後予測を行い，その結果をスタッフ間で共有し，家族に対して適切な説明をすることが重要である．

抗精神病薬の分類

抗精神病薬は定型抗精神病薬と非定型抗精神病薬に分類される（**表1**）．定型抗精神病薬は最初に開発された統合失調症治療薬の総称である．定型抗精神病薬はブチロフェノン系とフェノチアジン系に分類される．最初に開発されたフェノチアジン系抗精神病薬は，傾眠の副作用が問題となった．そこで，傾眠作用の少ないブチロフェノン系抗精神病薬が開発されたが，錐体外路症状の副作用は軽減されなかった．その後，錐体外路症状をはじめとする副作用が軽減された非定型抗精神病薬が開発された（**表1，表3**）．

非定型抗精神病薬は，構造からではなく，受容体親和性からセロトニン・ドパミン拮抗薬（SDA），多元受容体作用抗精神病薬（MARTA），ドパミン受容体部分作動薬（DPA），セロトニン・ドパミン・アクティビティ・モジュレーター（SDAM）などに分類される（**表1**）．しかし，特にMARTAに分類される薬剤はそれぞれの薬剤に特徴があり複雑である．

抗精神病薬の選択には副作用のプロファイルも重要である（**表3**）．副作用についてはそれぞれの受容体の親和性と関係している（**表2**）．親和性の強さについてはp85の表1を参照．

（岡本 禎晃）

表1　抗精神病薬の分類と血中濃度

非定型抗精神病薬

受容体親和性による分類	成分名	商品名	最高血中濃度到達時間（h）	血中消失半減期（h）
SDA	リスペリドン	リスパダール®	1.1 〜 3.3	4 〜 21
	パリペリドン	インヴェガ®	24	20 〜 23
	ブロナンセリン	ロナセン®	2	10.7 〜 67.9
	ペロスピロン	ルーラン®	1.4 〜 1.7	2.3
MARTA	オランザピン	ジプレキサ®	4.8	28.5
	クエチアピン	セロクエル®	1.3 〜 1.4	3.3 〜 3.5
	アセナピン	シクレスト®	1.25	17.1
DPA	アリピプラゾール	エビリファイ®	3	60
SDAM	ブレクスピプラゾール	レキサルティ®	6	56.5 〜 66.6

定型抗精神病薬

構造による分類	成分名	商品名	最高血中濃度到達時間（h）	血中消失半減期（h）
ブチロフェノン系	ハロペリドール	セレネース®	5.1	51.6
フェノチアジン系	クロルプロマジン	コントミン®	3.2	11.7
	レボメプロマジン	ヒルナミン®	2 〜 3	15 〜 30

表2　抗精神病薬の薬理作用による副作用

抗精神病薬の主な作用	起こりうる副作用
D_2 遮断	・プロラクチン上昇（生理不順, 乳汁分泌, 骨粗鬆症） ・錐体外路症状（動きにくい, 手が震える, 飲み込みにくい, 話しにくい）
抗コリン	・便秘, 尿が出にくい, 口渇, 眩しい ・眠気, ぼんやり, 忘れやすい
α_1 遮断	めまい, ふらつき, 立ちくらみ, 過鎮静
H_1 遮断	眠気
$5\text{-}HT_{2C}$ 遮断	食欲増進, インスリン分泌能低下 →体重増加, 耐糖能異常, 脂質代謝異常 →メタボリックシンドローム →心血管イベント

抗精神病薬の副作用は受容体親和性と関係する. 抗精神病薬は統合失調症の治療薬であるので, D_2 遮断作用が同じ程度になるように用量調節されている. したがって, D_2 遮断作用の弱い薬剤は他の作用が強くなる. D_2 遮断作用が強くても, $5\text{-}HT_{2A}$ 拮抗作用が強いと錐体外路症状は軽減される.

［渡邊衡一郎ほか：臨床精神薬理 11：29-41, 2008 より作成］

表3 抗精神病薬の副作用の強度

分類		一般名	主な商品名	主な副作用と関連する受容体					
				錐体外路症状 (D_2)	高プロラクチン血症 (D_2)	便秘・口渇 (MT_1)	ふらつき (α_1)	眠気 (H_1)	体重増加 (H_1)
定型抗精神病薬		ハロペリドール	セレネース®	+++	++	±	++	+	±
		クロルプロマジン	コントミン®	++	+	+++	+++	+++	++
非定型抗精神病薬	SDA	リスペリドン	リスパダール®	++	+++	±	++	+	++
		パリペリドン	インヴェガ®	+	+++	±	+	±	+
		ブロナンセリン	ロナセン®	++	+	+	±	±	±
		ペロスピロン	ルーラン®	+	+	±	+	+	+
	MARTA	オランザピン	ジプレキサ®	±	+	++	+	++	+++
		クエチアピン	セロクエル®	±	±	+	++	++	++
		アセナピン	シクレスト®	+	+	±	+	++	+
	DSS	アリピプラゾール	エビリファイ®	+	±	±	±	±	±
	SDAM	ブレクスピプラゾール	レキサルティ®	+	±	±	±	+	±

110

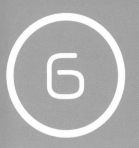

躁状態

・気分の極端な高揚によって，多弁，活動性亢進，易刺激性，不眠など様々な症状を示す状態．
・双極性障害の躁期にみられることが一般的だが，ステロイドなどの薬剤によっても一時的に類似の症状を示すことがある．

症例の背景

43歳男性　食道がん

現病歴　2ヵ月前に胃痛が出現．総合病院を受診し精査を受けたところ，食道がんと診断され手術目的にて入院となった．

現在の状況　入院後よりナースコールが頻回で多弁であり，イライラした様子も認められた．夜間は不眠にて経過しベッドサイドの灯りを長時間点けて過ごしており，同室者から指摘を受けトラブルになることがあった．

既往例　双極性障害にて通院歴あり．糖尿病の既往はない．

内服薬　バルプロ酸徐放錠 400 mg，フルニトラゼパム 1 mg を就寝前に服用中．

まず行うべきこと，知っておくべきこと

●双極性障害の治療を受けている通院先に情報提供を求める

今後の身体的治療を受けるにあたって，精神的なサポートも非常に重要となることを患者にまず説明する．その上で，現在，双極性障害の治療のため

通院している医療機関からの情報提供を受けたいことを伝え，了解を得た上で通院先への情報提供を依頼する．これまでの治療経過の情報は，入院中の症状マネジメントには有用な情報となる．なお，双極性障害に対して炭酸リチウムが処方されていた場合には，特別の注意が必要であり，専門医との相談が望ましい（☞後述「躁状態の薬物療法」参照）．

初回処方例

オランザピン（ジプレキサ®）錠 5 mg　1 回 1 錠　就寝前

炭酸リチウムやバルプロ酸による抗躁効果の発現には通常 1〜3 週を要するため，抗躁効果を持ちつつ，鎮静催眠効果の発現が早いオランザピンを選択した．

オランザピンは抗ヒスタミン作用が強いことから，鎮静作用が早期に現れやすい．また，躁症状が強い場合には内服の遵守も難しいことがあるため，内服回数が少ない薬剤がよく，オランザピンはその点からも利点がある．ちなみに，オランザピンは日本うつ病学会が作成している双極性障害の治療のガイドライン[1]においても推奨されている．ただし，糖尿病がないことを確認しておく必要がある．

評価のポイント

本症例の場合，多弁やイライラ，不眠，ナースコールの呼び出し回数などが軽減するかどうかが評価のポイントとなる．

対応後の反応

1 週間後，多弁，不眠などはやや減じたが，いまだ不十分であった．

変更後の処方例

オランザピン（ジプレキサ®）錠 10 mg　1 回 1 錠　就寝前　への増量

> 効果不十分の場合には，過鎮静などの副作用発現に注意しつつ，速やかに増量を検討した方がよい．このような症状の患者に対するオランザピンの用量には幅があり，通常 5 mg から開始することが多く，一般病院に入院できるレベルであれば通常 5 ～ 10 mg 程度で落ち着く人が多い．ただし，最大 20 mg 程度まで増量することもある．

その他の処方例

●糖尿病がなく，用量設定に迷う場合
クエチアピン（セロクエル®）錠 25 mg　1 回 1 ～ 2 錠　1 日 3 回　毎食後（あるいは 1 回 2 錠　1 日 2 回　朝夕食後）

> クエチアピンはオランザピンと同じく多元受容体作用性を有する．MARTA に分類される非定型抗精神病薬は傾眠作用が比較的強いため，ふらつき，転倒，効果の遷延などが懸念される場合には，オランザピンと比べ $T_{1/2}$ が短く，25 mg 錠があるクエチアピンは用量調整がしやすい．また，頓用薬として同薬の指示も出しやすい（不穏時：クエチアピン錠 25 mg　1 回 1 錠　1 日 3 回までなど）．ただし内服回数が増えるため，患者の負担も増え，内服コンプライアンスの悪い症例では使用しにくい．

●糖尿病の併存がある場合
リスペリドン（リスパダール®）錠 1 mg　1 回 1 錠　1 日 2 回　朝夕食後

> D_2 受容体遮断作用，5-HT$_{2A}$ 受容体遮断作用が主であるが，α_1 受容体

遮断作用も比較的強い．オランザピンやクエチアピンと比べ，鎮静作用に関与する H_1 受容体遮断効果は弱い（☞ p85 表 1 参照）が，同様に抗躁作用が報告されている．各施設の採用状況にもよるが剤形が豊富である．腎排泄型の薬剤であり，腎機能低下がみられる場合には注意を要する．

アリピプラゾール（エビリファイ®）錠 12 mg　1 回 2 錠　1 日 1 回　朝食後

　アリピプラゾールは“双極性障害における躁症状の改善”にも適応があり，双極性障害の治療ガイドラインでも推奨されている [1]．他の抗精神病薬が D_2 受容体遮断作用を有するのに対し，アリピプラゾールは D_2 受容体に部分作動薬（パーシャルアゴニスト）として働く．H_1 受容体遮断効果も比較的強く，躁症状への効果が期待できる（☞ p85 表 1 参照）．一方，アカシジアがやや出現しやすく，躁症状による焦燥感との鑑別が難しいことがある．

アセナピン（シクレスト®）舌下錠 5 mg　1 回 1 錠　1 日 1 回　夕食後 あるいは 1 回 1 錠　1 日 2 回　朝夕食後

　オランザピンと同じく MARTA として多受容体に作用し，α_1 受容体遮断効果，H_1 受容体遮断効果も強く（☞ p85 表 1 参照），速やかな鎮静（静穏）効果が期待される．また，オランザピンやクエチアピンと異なり，糖尿病が併存する場合においても禁忌ではない．口腔粘膜から速やかに吸収される速崩性の舌下錠であることから，内服困難例でも使用可能である．ただ，他剤と違う副作用の特徴に，口の感覚鈍麻が出やすいことがあり，可能性についてはあらかじめ説明しておいた方がよい．

ハロペリドール（セレネース®）注 5 mg/1 mL　1 回 0.5 〜 1 mL（生理食塩水 50 mL で希釈）　30 分で点滴静注　分 1（夕*）あるいは分 2（朝夕，0.5 A/ 回の場合）

*ただし明確な投与タイミングは決まっておらず，症状の強い時間帯なども参考して検討する．「夕」または「就寝前」の投与は睡眠確保に役立つことも期待できる．

> 定型抗精神病薬の使用頻度は減ってはいるが，ハロペリドール注射剤についてはいまだに汎用性が高い．錐体外路症状の出現は非定型抗精神病薬より高いため注意を要する．基本的には 1 日 1 A（1 mL）以上は使用しない方がよく，それ以上を要する場合には専門家に相談した方がよい．

気分安定薬による効果発現には，最低でも数日の日数を要することが一般的である．そのため，これらの抗精神病薬を用いて速やかな静穏効果を期待しつつ，並行して気分安定薬の増量を行い，効果発現がみられてから抗精神病薬の減量を行うこともできる．

バルプロ酸（デパケン®R）徐放錠 100 mg　1 回 3 錠　1 日 2 回　朝夕食後への増量

> 気分安定薬の代表薬は炭酸リチウムであり抗躁効果が確立されているが，有効濃度と中毒を生じる濃度が近く，定期的な血中濃度測定を要することから精神科医以外は使用が難しい．一方，炭酸リチウムと並ぶ気分安定薬の代表薬であるバルプロ酸は，てんかんなどへの対応で精神科医以外の医療者も使用経験があると思われる．焦燥の強い患者にも奏効することが多い．

スタッフで共有！

●興奮や焦燥感の制御と夜間の睡眠確保が重要

　躁症状に対しての管理は，一般病棟と精神科病棟では異なる点も多い．一般病棟では，身体治療を遂行するために，夜間の睡眠の確保と日中の過度な興奮や焦燥感の制御が重要と考えられる．

　したがって，夜間の睡眠が確保されてきているか，躁病性興奮（多弁，活動性，易刺激性など）は落ち着いてきているかなどを日々評価し，症状がひどくなっていなければ数日間（3〜4日）は同じ処方量で様子をみたい．しかし，症状の改善傾向がみられず，日に日に状態がひどくなっているようであれば，薬剤の増量や切り替えを考慮する．そして，興奮が著しく，危険行為などが認められ一般病棟での管理が困難と考えられれば，早めの専門家への相談が望まれる．

この症状の人への関わりのポイント

　双極性障害などでは，ストレスが誘因となりそれまで安定していた病状が悪化することがある．そのため，身体治療の妨げにならないように，特に，不眠，不穏，興奮や焦燥感，易刺激性（イライラ）などの発現には注意を払い，速やかな静穏効果を得る必要がある．本症例であれば，すでに内服中であったバルプロ酸の増量を検討しつつ，即効性のある非定型抗精神病薬の導入を検討する．効果と副作用発現について日々評価し，症状が安定するように薬剤調整を行う．

躁症状の薬物療法

　躁症状は非常にエネルギッシュな症状であり，重度とならなくとも一般病棟での管理に影響が出やすい．精神科病棟における専門的な治療であれば，炭酸リチウムやバルプロ酸などの気分安定薬（mood stabilizer）を加え，一

定の時間をかけて治療を行っていくこともできるが，一般病棟では精神科病棟と構造が違い，専門スタッフの配置があるわけでもない．不眠などが続き躁症状が悪化した場合には，身体治療の妨げになるばかりでなく，一般病棟での治療継続が難しくなる可能性が懸念される．そのため，速やかな静穏効果をもたらす必要がある．

　一方，炭酸リチウムは有効血中濃度と中毒を生じる血中濃度が近く，血中濃度をモニターしながらの投薬管理が必要となるため，使用に慣れている精神科医以外では使用のハードルも高い．さらに，炭酸リチウムやバルプロ酸による抗躁効果の発現には通常1〜3週を要する．

躁症状を改善するために

・不穏，興奮や焦燥感，易刺激性（イライラ）などは目立たないが睡眠が乱れ始めている場合には，睡眠導入薬の調整をまず行い，睡眠の安定を試みる．

・不穏，興奮や焦燥感，易刺激性などがみられ始めている場合には，これらを標的症状とし，即効性が期待できる非定型抗精神病薬を中心に投薬を考慮する．

・効果と副作用を日々評価し，薬剤調整を行う．

・症状マネジメントが困難と判断される場合には，早めに専門家に相談する．院内に精神科などの専門家がいない場合には，通院先への相談も検討する．また，入院時からこれまでの治療経過や注意点などについて問い合わせを行い，アドバイスを受けておくことも有用である．

文　献

1) 日本うつ病学会治療ガイドライン I. 双極性障害 2020，2011 年作成，2020 年第4回改訂 <https://www.secretariat.ne.jp/jsmd/iinkai/katsudou/data/guideline_sokyoku2020.pdf>（2023 年 3 月閲覧）

（谷向　仁）

⑦ 抑うつ

・気分の低下した状態であり，抑うつ気分，興味・関心の減退，意欲低下など様々な症状を認める．
・食欲不振や不眠，活動意欲の低下などにより身体治療にも影響が出やすい．

症例の背景

51 歳男性，舌がん

現病歴　舌の違和感を覚え近医を受診した後に，総合病院を紹介され受診．精査の結果，舌がんと診断され加療目的にて入院となった．

現在の状況　化学療法の後に舌亜全摘術を施行．その後，放射線療法が開始されていた．以前は担当看護師にも笑顔で話をしていたが，2 週間ほど前からは日中でも部屋の電気を消して，窓のカーテンを閉めきっており，声掛けに対しても口数は少なく表情も乏しくなっている．夜間は眠れていない日も多く，リハビリテーションも休みがちになっている．看護スタッフが「憂鬱そうにみえる」と心配している．放射線化学療法による倦怠感や粘膜炎による痛みは軽減傾向にあると考えられており，食事も開始されているが食欲がない状態が続いている．

内服薬　なし

まず行うべきこと，知っておくべきこと

●薬剤を導入すべきかどうかを検討する

　抑うつの評価は，身体状態の影響やストレス要因による心理反応の時期（この時期はまずは心理的サポートが中心的となる）などを検討する必要がある．さらに，その症状に対して薬物療法を行うべきかどうかの判断については，精神科医，心療内科医などの専門家であっても意見が分かれることがある．筆者が過去にリエゾン精神科医を中心として行った調査では，抑うつ気分や興味・喜びの減退に**加えて**，食欲不振や不眠などの症状が目立って存在している場合には，抗うつ薬などの薬物療法を導入するとの回答が多く認められた．

　薬物療法の導入を検討する場合，以下のようなことを目安にすることが1つの方法である．

①明らかなストレスとなるイベントから，2週間以上経過している（ただし，この期間はあくまで目安であり，個人差がかなりある）

②ほぼ1日中，抑うつ気分などの症状がみられる

③悲観的な思考に支配され，他のことに思考を向ける（転換する）ことがかなり困難である（**図1**）

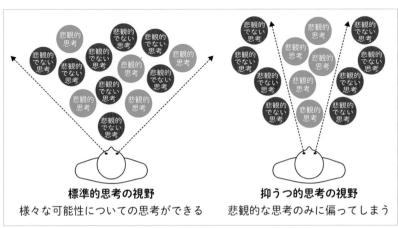

標準的思考の視野
様々な可能性についての思考ができる

抑うつ的思考の視野
悲観的な思考のみに偏ってしまう

図1　抑うつ的思考

④食欲不振，不眠，全身倦怠感などが存在し，身体的状況だけではうまく説明できない　など

③については，悲観的思考，特に絶望感などに支配された場合には「希死念慮」などに発展することもあり注意が必要である．

● **専門医への依頼タイミングを逃さない**

身近にすぐ紹介できる専門医がいれば，はじめから相談することも勧められるが，以下のような場合には専門医への相談がより推奨される．

・希死念慮が認められた場合
・初期対応を行っても症状の悪化が認められる場合
・躁症状の既往がある場合
・強い焦燥感を併存する場合
・既往に入院治療歴を有する場合　など

初回処方例

ミルタザピン（リフレックス®，レメロン®）錠 15 mg　1回1錠　1日1回 夕食後あるいは就寝前

抗うつ薬では，選択的セロトニン再取り込み阻害薬（SSRI）やセロトニン-ノルアドレナリン再取り込み阻害薬（SNRI），ノルアドレナリン作動性・特異的セロトニン作動性抗うつ薬（NaSSA）が中心的に用いられている．さらには新たな作用機序の薬としてセロトニン再取り込み阻害・セロトニン受容体調節薬（S-RIM；ボルチオキセチン）が近年使用可能となった．ここでは，すでに国内の医療機関で使用経験が多いと考えられる抗うつ薬をまず検討することとする．

本症例では，抑うつ感とともに不眠，食欲不振が認められていることから，不眠・食欲不振の改善にも有用性が知られている NaSSA（ミルタザピン）を選択した．

ノルアドレナリン作動性・特異的セロトニン作動性抗うつ薬（NaSSA）

NaSSA はα_2受容体遮断作用によるモノアミン放出促進がもたらす抗うつ効果とともに，CTZ（化学受容器引金帯）や消化管に存在する 5-HT$_3$受容体を阻害する．それによりセロトニンを介した 5-HT$_3$受容体刺激を抑え，悪心の誘発を阻害する働きがあり，SSRI や SNRI の投与初期にみられやすい悪心などをほぼ示さない（**表 1**）．また，5-HT$_{2C}$受容体拮抗作用，H$_1$受容体拮抗作用による食欲改善効果，5HT$_{2A}$受容体拮抗作用，H$_1$拮抗作用による睡眠効果が期待できる（**表 1**）．また，CYP を介した相互作用の少なさも有利な点と考えられる．主要な 21 種類の抗うつ薬についての臨床試験をシステマティックレビューおよびネットワークメタ解析により比較検討した報告によると，プラセボと比較した場合，ミルタザピンはうつ状態改善効果の評価は第 2 位，忍容性は第 11 位であり，総合的に上位に位置している[1]．

表 1　ミルタザピンの薬理作用と臨床効果

	薬理作用	臨床効果
抑うつ効果	α_2受容体遮断 →モノアミン放出促進 （NA・5-HT 遊離の増加） → 5-HT$_{1A}$受容体刺激	・抗うつ効果 ・抗不安効果
その他の効果	5-HT$_{2A}$受容体遮断	・抗不安作用 ・不眠改善 ・性機能障害軽減
	5-HT$_{2C}$受容体遮断	・抗不安作用 ・不眠改善 ・食欲減退の改善
	5-HT$_3$受容体遮断	・消化器症状の改善
	H$_1$受容体遮断	・鎮静作用（興奮・焦燥改善） ・食欲不振の改善

評価のポイント

　抑うつの場合，多くの症状が同時に認められるが，それらすべてが同じタイミングで改善するとは限らない．身体症状のようなバイオマーカーによる評価は精神症状の場合行えないことから，患者本人の主観的症状の改善についての確認を軸として，複数の医療者によって評価することが大切である．重症度評価尺度などを利用すると症状の変化は捉えやすいが，使用にあたってはある程度のトレーニングも要するため，非専門家にはややハードルが高いと思われる．

対応後の反応

　ミルタザピン内服開始後，不眠は改善してきたが，2週間経過しても抑うつ気分には変化がみられなかった．

変更後の処方例

ミルタザピン錠15 mg　1回2錠　1日1回　夕食後あるいは就寝前への増量

眠気が強くみられていない場合にはまずミルタザピンの増量を考慮する．眠気がみられた場合には，以下を参考に検討する（変更あるいは併用）．

その他の処方例

　提示症例では，特に食欲不振に影響を起こしうる悪心について考慮したためミルタザピンを考慮したが，新規抗うつ薬は一般病院では導入されていない場合もある．その場合には，悪心に注意しながら，SSRIであるエスシタロプラム（レクサプロ®）やセルトラリン（ジェイゾロフト®），SNRIであるベンラファキシン（イフェクサー®）やデュロキセチン（サインバルタ®）などが選択薬として考慮される．

● SSRI

・エスシタロプラム（レクサプロ®）錠 10 mg　1 回 1 錠　1 日 1 回　夕食後（2 〜 4 週間にて効果がなければ 20 mg へ増量を考慮）

・セルトラリン（ジェイゾロフト®）錠 25 mg　1 回 1 〜 2 錠　1 日 1 回　夕食後［1 〜 2 週間ごとに，効果と副作用を評価しながら 25 mg ずつ増量を考慮（最大 100 mg/日まで）］

　　不安症状を伴っている場合には SSRI が選択されることが多い．抗不安効果としてはベンゾジアゼピン系抗不安薬のような即効性はないが，一定期間内服を続けることで，気づくと「以前よりましになっている」といった感覚が感じられることが多い．SSRI のうち，エスシタロプラムやセルトラリンは相互作用の少ない薬剤として挙げられるため，身体治療にて他薬の内服機会が多い場合には使用しやすい．

● SNRI

・ベンラファキシン（イフェクサー®）SR カプセル 37.5 mg　1 回 1 錠　1 日 1 回　夕食後（1 週間後より 75 mg へ増量．効果と副作用を評価しながら，最大 225 mg まで増量可能）

・デュロキセチン（サインバルタ®）カプセル 20 mg　1 回 1 カプセル　1 日 1 回　朝食後（2 週間ごとに効果と副作用を評価しながら，最大 60 mg まで増量可能）

　　意欲低下が目立っていたり，神経障害性疼痛などを伴っていれば，SNRI が使用されることが多い．SNRI のうち，ベンラファキシンは相互作用の少ない薬剤であり使用しやすい．

● その他

スルピリド（ドグマチール®）錠 50 mg　1 回 1 錠　1 日 1 回　朝食後　または　1 回 1 錠　1 日 2 回　朝夕食後

［1 〜 2 週間後に評価し，必要であれば増量する（1 回 1 錠　1 日 3 回　毎

食後など）．300 mg/日までは増量可能となっているが，錐体外路症状が出現しやすいため注意を要する]

国内では食欲不振がみられた場合に，スルピリドが使用されることがよくある．スルピリドは D_2 受容体遮断作用を有する薬であるが，抗うつ薬としても古典的に使用されてきた．図2，図3に示すように，気分・感情面におけるドパミンの関与が考えられているためである．したがって，食欲不振のみられる抑うつ症状には使用されることがある．ただし，抗うつ効果を発揮する用量は個人差が大きいこと，添付文書上の用量（うつ病・うつ状態の場合，150 ～ 300 mg/日）であっても錐体外路症状が出現しやすく，特に高齢者の場合は経験上も頻度高く認められることに注意する．そのため，筆者の場合であれば，ごく少量（50 ～ 100 mg/日）から開始することが多い．

● 参考

ボルチオキセチン（トリンテリックス®）錠 10 mg　1 回 1 錠　1 日 1 回夕食後（2 ～ 4 週間にて効果がなければ 20 mg へ増量）

ボルチオキセチンは新たな作用機序の薬として国内で使用可能となった S-RIM である．2019 年 11 月の発売であり，国内ではいまだ使用経験を踏まえた報告も少ないが，新たな選択肢の 1 つとして期待されている．

ボルチオキセチン

ボルチオキセチンは従来の抗うつ薬のターゲットの 1 つである 5-HT トランスポーターによる 5-HT 再取り込みを阻害し，シナプス間隙の 5-HT 濃度上昇をもたらすとともに，5-HT$_{1A/1B}$ 受容体に対する（パーシャル）アゴニスト作用，5-HT$_{1D/3/7}$ 受容体に対するアンタゴニスト作用を持ち，セロトニン，ノルアドレナリン，ドパミン，アセチルコリン，ヒスタミンの遊離を促進する働きを持つと言われている．21 種の抗うつ薬の比較試験においても効果，忍容性ともに第 1 位の結果であった[1]．

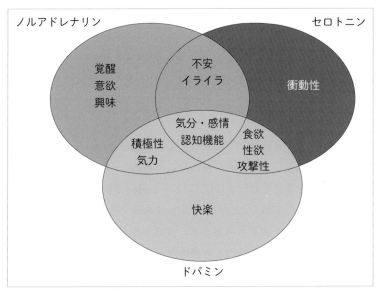

図2　モノアミンの働き

[Schlaepfer TE, et al: The hidden third: Improving outcome in treatment-resistant depression. J Psychopharmacol **26**: 587-602 より作成]

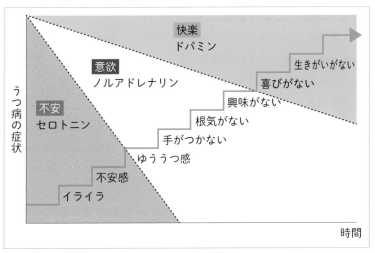

図3　うつ症状の回復のプロセスと関連するモノアミン

[白川　治：うつ病-最前線　うつ病の最新治療　薬物療法の実際. Clin Neurosci **22**: 202-207, 2004 より作成]

スタッフで共有！

●標的症状の明確化と，効果・副作用の評価法を確認する

　治療薬の臨床効果，副作用およびそれぞれの発現時期について，医療スタッフ間で共通した認識を持っておくことは，薬効評価および副作用の確認のためにも重要である．

　ミルタザピンは内服初期から睡眠に対する効果が得られることが多く，対象によっては眠気として強く感じられることもある．したがって，投与開始時に「眠気は2～3日をピークに感じ，1～2週間で慣れていくことが多い」ことを丁寧に説明しておくことがポイントである．それでも眠気が強く感じられた場合には減量や変更も考慮する．食欲不振については，1週間ぐらいは様子をみて徐々に効果を認める可能性があるため，そのくらいの期間は経過を見守る必要がある．肝心の抑うつ症状の効果発現については，SSRI が2～4週程度の時間を要すると言われているのに対し，NaSSA であるミルタザピンでは効果発現が比較的早く，1～2週頃から効果がみられると考えられている[2, 3]．

●身体症状の変化による影響に注意を払う

　一方，身体疾患治療中にみられる抑うつ症状は，身体症状の変化による影響を大きく受けやすいことに留意しておく必要がある．つまり，薬効がみられ始めているように評価されていても，経過中の身体症状の悪化が抑うつ症状の改善を阻害したり，場合によっては抑うつ症状がさらに悪化することもある．また，身体症状以外のストレス要因の出現にももちろん影響を受けるため，評価にあたっては，投薬による効果といった単純な評価ではなく，身体症状の変化，その他のストレス要因の出現なども含めての丁寧な評価が大切である．

　副作用としては，ミルタザピンの場合，効果と表裏一体の眠気や食欲増進などが代表的である．すでに述べたが，眠気は2～3日をピークとして現れやすい．また，SSRI や SNRI の内服初期に多い賦活症候群（アクチベーションシンドローム）はあまりみられない．

この症状の人への関わりのポイント

　本症例の場合，放射線療法期間に継続しうる倦怠感や粘膜炎による精神面への影響が大きいと考えられることから，この治療経過をどのように乗り切っていくかが一つの治療的介入の焦点となる．抑うつ症状と関連の深い不眠については，薬物療法による症状マネジメントが比較的確立されていることから，睡眠確保を通して抗うつ効果を総合的にアシストできるような薬剤を検討する．

抑うつの薬物療法

　現在のうつ病の薬物療法は，1960年代に提唱されたモノアミン仮説に基づいて行われている．モノアミンとは，ドパミン，ノルアドレナリン（NA），アドレナリン，セロトニン（5-HT），ヒスタミンなどの神経伝達物質のことであるが，このうちドパミン，ノルアドレナリン，セロトニンは，抑うつ症状と深く関係していると考えられており（図2），これらのモノアミン系をターゲットとした抗うつ薬が現在使われている．

　そして，それぞれのモノアミントランスポーター（一部の抗うつ薬は受容体）への働きかけによって主な効果が異なると考えられており，セロトニン系の賦活では不安が，ノルアドレナリン系の賦活では意欲が，ドパミン系の賦活では快楽などの改善が期待できると考えられている（図3）．

　このことは，多彩な抑うつ症状を示す患者に対して，どの症状が目立って存在するかで，主なターゲットとなるモノアミン系を考え，薬剤を選択することが治療戦略として有効である可能性を示している（図4）．

　一方，抗うつ薬は，モノアミントランスポーターによるモノアミンの再取り込み阻害作用だけではなく，様々な受容体にも作用することが知られている（表2）．

　したがって，多くの抗うつ薬がもつモノアミントランスポーター（特にNAや5-HT）への阻害作用および受容体への作用の双方を考慮することで，

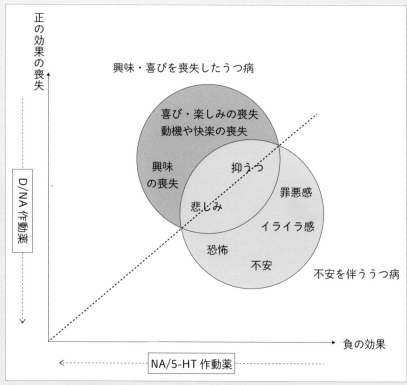

図4 うつ病の標的症状とモノアミン賦活効果の関係

[Nutt D, et al: The other face of depression, reduced positive affect: the role of catecholamines in causation and cure. J Psychopharmacol **21**: 461-471, 2007 より作成]

抗うつ薬の選択をある程度理論的に検討することができる．一方，この仮説のみでは説明が難しいことも指摘されており，①コルチゾール仮説［視床下部-下垂体-副腎（HPA）系仮説］，②神経可塑性仮説［脳由来神経栄養因子（BDNF）仮説］，③神経炎症仮説（ミクログリア仮説）などの仮説も提唱され，研究が進められている．

表2　各抗うつ薬の作用点と強度

抗うつ薬分類		NaSSA	四環系		三環系		SSRI				SNRI			
薬物名		ミルタザビン	ミアンセリン	トラゾドン	クロミプラミン	アモキサピン	フルボキサミン	パロキセチン	セルトラリン	エスシタロプラム	ベンラファキシン	D-venlafaxine	ミルナシプラン	デュロキセチン
トランスポーター	セロトニン	×	×	×	●	○	◎	●	●	◎	○	○	○	○
	ノルアドレナリン	×	○	×	○	○	△	×	△	×	2,500	△	○	◎
受容体	アドレナリン α₁	△	○	○	○	△	×	×	△	×	×	×	×	×
	α₂	○	○	△	×	△	×	×	×	×	×	×	×	×
	セロトニン 5-HT₁ₐ	×	○	△	×	×	×	×	×	×	×	×	×	×
	5-HT₂ₐ	○	◎	○	○	●	×	×	×	×	×	×	×	△
	5-HT₂c	○	◎	○	○	◎	×	×	×	×	×	×	-	△
	5-HT₃	◎	○	×	-	-	-	×	×	×	×	×	-	-
	ヒスタミン H₁	◎	●	△	◎	◎	×	×	×	×	×	×	×	×
	ムスカリン性アセチルコリン	△	△	×	●	△	×	×	×	×	×	×	×	×
	ドパミン D₁	×	×	×	△	-	×	×	×	×	×	×	×	×
	D₂	×	×	×	○	○	×	×	×	×	×	×	×	×
	反復投与時の半減期（約_時間）	23	18	9	21	81	11	15～23[1]	23	38/58[2]	9	12	8	13

おおよその Ki 値より分類　●：1 未満（非常に強い），◎：1～10（強い），○：11～100（やや強い），△：101～1,000（弱い），×：1,001 以上（ほとんどなし）
1：パロキセチン CR 錠も同じ．2：CYP2C19 poor metabolizer（日本人で 19～23%）は 58 時間

[加藤正樹：治療抵抗性抑うつに対し外来診療でできる薬物療法．精神経誌120：391-400, 2018 より一部省略・許諾を得て転載]

抑うつ症状を改善するために

- 抑うつ症状に影響する身体症状の確認とその改善・緩和を行う．
- その上で，抗うつ薬使用の要否（メリット，デメリット）について検討する．
- 主な標的症状の確認と，その標的症状に対して薬理学的にマッチした抗うつ薬の選択を行う．

・効果・副作用の確認とその発現時期について医療スタッフ間で共有する.
・効果不十分の場合,抑うつ症状に影響する因子の見直し(身体症状および
　その他のストレス要因)を行い,対応を検討する.また,必要に応じて抗
　うつ薬の変更を考慮する.
・薬物療法のみで抑うつ症状の改善があるわけではなく,常に支持的なサ
　ポートが基本にあることを念頭に置く.

文　献

1) Cipriani A, et al: Comparative efficacy and acceptability of 21 antidepressant drugs for the acute treatment of adults with major depressive disorder: a systematic review and network meta-analysis. Lancet **391**: 1357-1366, 2018
2) 木下利彦:新規抗うつ薬 mirtazapine のうつ病及びうつ状態の患者を対象とし たプラセボ対照二重盲検比較試験.臨精薬理 **12**:289-306, 2009
3) Benkert O, et al: Mirtazapine compared with paroxetine in major depression. J Clin Psychiatry **61**: 656-663, 2000

(谷向 仁)

不安・恐怖

症例の背景

32歳女性　子宮頸がん疑い

現病歴　不正性器出血を認めたため，近医を受診したところ子宮頸がんの疑いがあり総合病院を紹介され受診．検査結果に対する不安から，アルコールを多飲する傾向が認められていた．精査の結果，子宮頸がんと診断され手術目的にて入院となった．

現在の状況　ほぼ一日中不安が強く，動悸や息苦しさが出現することもあり，落ち着きなく夜間も不眠にて経過している．また，γ-GTP の軽度上昇が認められている．

内服薬　なし

まず行うべきこと，知っておくべきこと（☞ p143 参照）

初回処方例

ロラゼパム（ワイパックス®）錠 0.5 mg　1回1錠　1日2回　朝夕食後

　　本症例の場合，ほぼ一日中，不安で落ち着かない様子であることから，高力価の抗不安薬（アルプラゾラム，クロナゼパム，ロラゼパム，ロフラゼプ酸エチルなど）の定期的な内服が検討される．ただし，程度が

軽い場合には頓用から開始してもよい．ここでは，CYP を介した肝代謝の影響をほとんど受けず，グルクロン酸抱合により腎排泄されるロラゼパムを処方例として提示した．せん妄のリスクが高い場合には，BZP 系薬の使用は避け，他の薬剤を検討する必要がある．

評価のポイント

不安の軽減や，不安解消のために取っていた不適切な行動（本症例の場合，アルコールの多飲など）の軽減などが評価のポイントとなる．

対応後の反応

内服開始後数日して，「気持ちが少し楽になった」との発言が聞かれるようになった．動悸，息苦しさも軽減していたが，頓用のロラゼパムを 1 日に 2 回程度，追加で使用していた．

変更後の処方例

ロフラゼプ酸エチル（メイラックス®）錠 1 〜 2 mg/ 回　分 1　夕あるいは就寝前

BZP 系薬は不安に対して効果を認めていると考えられたが，定期内服以外に，追加で頓用薬が使用されている．このような場合，ロラゼパムの増量が一案として考えられる．一方，内服回数を減らしつつ薬効を一日カバーすることも工夫として検討できる．ロフラゼプ酸エチルは長時間作用型の BZP 系抗不安薬であり，1 日 1 回の内服でも抗不安効果の維持が期待できる．

その他の処方例

　BZP 系抗不安薬の連用が長期間にわたる場合，依存が生じることがある．また，高齢者や身体症状の影響によってせん妄のリスクが高い場合などもある．このような場合，抗不安薬ではなく SSRI などを使用して不安の緩和を図ることがある．

● SSRI

・セルトラリン（ジェイゾロフト®）錠 25 mg　1 回 1 錠　1 日 1 回　夕食後
（1 〜 2 週ごとに最大 100 mg/ 日まで増量）

あるいは

・エスシタロプラム（レクサプロ®）錠 10 mg　1 回 1 錠　1 日 1 回　夕食後
（必要に応じて，1 週間以上の間隔を空けて最大 20 mg/ 日まで増量）

> 　SSRI による抗不安効果は，BZP 系抗不安薬のような即効性は得られにくく，効果発現には 1 〜 2 週を要する[1]．したがって，SSRI の効果発現がみられるまでの間に，BZP 系抗不安薬の併用を行い，SSRI の効果が得られる時期になってから，BZP 系抗不安薬を漸減・中止していくことも一法である．
> 　他に，パロキセチン（パキシル®），フルボキサミン（デプロメール®，ルボックス®）などの SSRI も考慮されるが，薬物相互作用の観点からは，セルトラリンやエスシタロプラムが使用しやすい．

　SSRI 以外の候補薬としては，抑肝散などの漢方薬（症状が軽度の場合），少量の抗精神病薬（症状がやや強い場合）が検討される．

抑肝散　1 回 1 包　1 日 3 回　毎食間

●糖尿病併存がない場合

クエチアピン（セロクエル®）錠 25 mg　1 回 0.5 〜 1 錠　不安時頓用

（定期処方を検討する場合，上記の分 2 朝・夕食後あるいは分 3 毎食後などの処方を検討）

● **糖尿病がある場合** ───────────────────

リスペリドン（リスパダール®）錠 1 mg　1 回 0.5 錠　不安時

（定期処方を検討する場合，上記の分 1 〜 2 での処方を検討：1 日 1 回の場合，日中の不安が強ければ分 1 朝，夜間の不安が強ければ分 1 夕など）

スタッフで共有！

● BZP 系抗不安薬の効果発現時間は早い

　BZP 系抗不安薬の作用は，抗不安作用，催眠作用，筋弛緩作用，抗痙攣作用などであり（**表 1**），内服後速やかな効果が現れる．はじめに提示したロラゼパムの場合，通常，内服後 30 分程度で何らかの反応が現れ（T_{max} は 2 時間程度），遅くとも 1 時間以内には効果がみられると考えてよい．

　BZP 系抗不安薬の副作用は一般的には，これらの効果が強く現れることによるものが中心である．つまり問題となるのは，眠気，筋弛緩作用であることが多く，これらによって，ふらつき，転倒なども生じやすくなることから，内服後はもちろん，数日にわたって注意を要する．ロラゼパムの場合，$T_{1/2}$ は約 12 時間であり，高齢者ではなく，代謝・排泄機能に問題がない場合には，効果の蓄積や遷延が生じることはほとんどないと思われる．

　これらのことをスタッフ間で共有し，内服数時間以内の標的症状への効果および副作用発現の有無について丁寧に観察するとともに，連用後の変化，特に副作用については，蓄積効果による影響も考慮して注意深く観察することを促す．

この症状の人への関わりのポイント

　これから先に生じるかもしれない不確実な負のイベント（本症例であれば，がんの診断）を予期することが不安となっていること，また，その後の治療

表1　不安に対して使用する主な薬剤とその作用

作用	作用型	一般名	主な商品名	作用の強さ				$T_{1/2}$
				抗不安	催眠	筋弛緩	抗痙攣	（時）
BZP受容体作動	短時間作用型	トフィソパム	グランダキシン	極弱	極弱	極弱	−	0.8
		クロチアゼパム	リーゼ	弱	弱	弱	−	6
		エチゾラム	デパス	強	強	中	−	6
	中間作用型	アルプラゾラム	ソラナックス コンスタン	中	中	弱	−	14
		ブロマゼパム	レキソタン	強	中	強	中	20
		ロラゼパム	ワイパックス	強	中	弱	中	12
	長時間作用型	ジアゼパム	セルシン ホリゾン	中	強	強	強	57
		クロキサゾラム	セパゾン	強	弱	弱	−	16
		クロナゼパム	リボトリール ランドセン	強	強	中	強	27
	超長時間作用型	ロフラゼプ酸エチル	メイラックス	中	弱	弱	中	122
5-HT$_{1A}$受容体作動	−	タンドスピロン	セディール	弱	極弱	無	無	1.4
H$_1$受容体拮抗	−	ヒドロキシジン	アタラックス アタラックス-P	弱	中	無	無	20

や日常生活の変化への適応には時間を要し不安が続くことをまず理解する．その上で，現在の体験は自然な反応であることを患者と共有し支持的な関わりに努めるとともに，不安によって生じている思考の混乱，疲労感，不眠など，身体的・精神的苦痛が強い場合には，BZP系抗不安薬など即効性のある薬剤をまず補助的に用いることを検討する．

文　献

1) 蜂須 貢：選択的セロトニン再取り込み阻害薬（SSRI）のセロトニン神経活性化機構とうつ病，強迫性障害および摂食障害における作用機序．アディクションと家族 20：15-172, 2003

（谷向 仁）

閉所恐怖

46歳女性　頭痛，めまい

現病歴　1週間前から周期的に激しいめまいが出現し総合病院を受診.

現在の状況　頭部MRIを受けることとなったが，「幼い頃より閉所恐怖症があり，狭い場所が苦手で心臓がどきどきして張り裂けそうになる」と緊張感を強く訴えられる.

内服薬　なし

まず行うべきこと，知っておくべきこと

●緊張の程度の評価を行い，薬剤の要否を検討する

閉所恐怖の症状の既往があるからといって，必ずしも向精神薬などによる緊張緩和を必要とするとは限らない. 検査について，実際の撮影現場と要する時間について，患者がイメージしやすいように，優しく丁寧に説明し，患者自身の感触（何とか受けられそうか，やはり強く緊張しそうかなど）と薬剤使用の希望について確認する.

●どのレベルの対応が必要かを検討する

患者自身がどの程度のレベルの対応（内服などをすることで安心する? 眠気が出るレベルが必要? 実際に眠ってしまうレベルが必要? など）が必要か相談する.

初回処方例

ヒドロキシジン（アタラックス-P®）注射液 25 mg/mL　1 回 1 mL（25 mg）
（生理食塩水 50 mL で希釈）　30 分ほどかけて，検査 30 分ほど前から点滴

> 閉所恐怖症とそれに伴う検査への緊張感が非常に強いことから，患者希望も強く，効果が確実で効果発現も高い注射剤の向精神薬を選択した．BZP 系抗不安薬（ジアゼパムなど）も選択肢として挙がるが，呼吸抑制などにも注意が必要であるため，まずはそのリスクが少なく，抗ヒスタミン作用による眠気の効果が期待されるヒドロキシジンを選択した．

その他の処方例

●緊張レベルが強い場合
・ジアゼパム（セルシン®）注射液 5 mg　1 回 5 mg　検査 1 時間前に筋注
・ブロマゼパム坐剤 3 mg　1 回 1 剤　検査 1 時間前に挿肛　　　　　など

> ジアゼパムやミダゾラムなどの点滴静注を使用せざるをえない場合もあるが，その場合，用量や投与スピードなどをより丁寧に検討する必要がある．特に呼吸抑制には十分注意が必要であるため，アンビューバッグや拮抗薬（フルマゼニル）の準備を行い，経験のある医師による対応・処置が望ましい．

●緊張レベルが重度ではない場合
まず内服薬を試してもよい．
・アルプラゾラム（コンスタン®，ソラナックス®）錠 0.4 mg　1 回 1 錠
・ブロマゼパム（レキソタン®）錠 2 ～ 5 mg　1 回 1 錠
・ロラゼパム（ワイパックス®）錠 0.5 mg　1 回 1 錠
などのいずれかを選択し，検査 1 時間前に内服．

評価のポイント

　検査などの恐怖の対象に対する心身の反応の軽減が認められるかどうかが
ポイントとなる.

（谷向 仁）

抗不安薬が効かない不安や恐怖

死など明確な対象がある恐怖に対して症状の軽減を目的に抗不安薬を用いることがあるが，無効なことも多い．

症例の背景

41 歳男性　膵臓がん

現病歴　半年前に膵臓がんと診断されるも，手術適応はなく抗がん剤による治療が開始された．

現在の状況　3 回目の治療後に血液検査などから全身状態の悪化が認められ，4 回目の抗がん剤投与が延期となった．背部痛の悪化も認められ，「死ぬときは痛みで苦しみますか」「あとどれくらい生きられますか」などの発言が聞かれた．

内服薬　エクセラーゼ® 配合錠　1 回 1 錠　1 日 3 回　毎食後

まず行うべきこと・知っておくべきこと（☞p143 参照）

初回処方例

ブロマゼパム（レキソタン®）錠 2 mg　1 回 1 錠　1 日 2 回

ブロマゼパムは抗不安作用が強く，作用時間も比較的長い．また，緩和ケア領域での使用頻度が高い．

評価のポイント

　ブロマゼパムが著効する場合は 30 分くらい後には落ち着きがみられる．初回投与が夕食後の場合は夜間の睡眠改善効果や翌朝に「すっきり目覚めました」などの発言が期待できる．

対応後の反応

　「私は死にますか」「死にたくないです」など，死の恐怖や不安の発言はその後も繰り返された．

変更後の処方例

●抗がん剤の再開

　そもそも抗がん剤投与の延期が恐怖感覚の増強に繋がっていたことから，1 日も早い抗がん剤投与の再開が待たれた．白血球減少が回復し，遅れていた抗がん剤投与が再開となった．

　抗がん剤が再開されたことにより，死の恐怖は緩和され，やや前向きな発言をされるようになった．身体症状も改善し退院となった．

スタッフで共有！

●ブロマゼパムの抗不安効果

　ブロマゼパムは抗不安作用が比較的強力な抗不安薬である．

●膵臓がんに対する化学療法

　手術適応のない膵臓がんに対する治癒が望める抗がん剤は存在しない．抗がん剤により数ヵ月〜数年の余命の延命は期待できる場合がある一方で，副作用で余命が短くなることもある．

●患者の懸念事項への対応が薬物療法により有効なことも多い

　不安・恐怖に対しての薬物療法は抗不安薬が第 1 選択となるが，効果がな

い場合は中止を検討する.

この症状の人への関わりのポイント

　死という明確な現実に対しての抗不安薬の効果は十分ではないが, 緊張を緩和する作用は期待できるため, 抗不安薬の投与は否定されるものではない.
　抗がん剤治療の目的は患者によって異なる. 例えば, 再発予防であったり, 症状緩和であったり, 延命であったりする. 中でも, 抗がん剤治療そのものが「生きがい」となっている患者は少なくない. このような場合は,「抗がん剤治療は副作用により寿命が短くなることがあり, 治療の継続が延命にならない」ということを患者に理解してもらおうとすることは, 患者の心のつらさにとって必ずしも良いとは言えず, 正しい知識によって死への恐怖が消えることはない.
　恐怖と同じような訴えとして不安がある. がん患者の場合, 死への恐怖であったり, スピリチュアルペイン*1であったり, 社会的苦痛の訴えが, 医療者には患者が不安を訴えているように聞こえる場合がある. 不安は原因が特定できれば, 原因を除去あるいは軽減する方法を検討するが, これらの問題は明らかに薬で解決することは困難であり, それぞれの専門的な関わりが必要となる. スピリチュアルペインの中でも, 自律存在の苦痛*2はケアで多少は対応可能であるが, 宗教的苦痛や時間存在の苦痛*3などは, 本人でないと解決できない内面的な問題と考えられる. よって, 原因が除去できない場合は, 支持的な関わりを持つことが重要である.
　このように, 不安と思って薬で対応しようとしても, 実際には不安とは異なり, 薬では対応できない苦痛は多い.

*1スピリチュアルペイン：霊的苦痛, 実存的苦痛などと訳されることがあるが, 日本語の表現としては十分ではなく, スピリチュアルペインと表現されることが多い.
*2自律存在の苦痛：自分のことは自分で行い, 自分自身をコントロールすることによって"自立"し"生産的"であることに人間として最も重要な価値を置くとい

う人間のあり方とされる.「寝ているだけでは意味がない」「役立たずになってしまった」「家族の迷惑になっている」などと表現される.

[*3] **時間存在の苦痛**:「人は,ただ単に今を生きているのではなく,過去に経験した様々な出来事を通して今が成り立ち,将来への希望・目標に向けて今を生きている時間的存在である」とされ,「先がないのに」「ただ死ぬのを待っているだけだ」「私の人生はなんだったのか」などと表現される.

(岡本 禎晃)

よりよく

不安・恐怖に　対応するために

まず行うべきこと，知っておくべきこと

　まず不安を和らげるように傾聴し，不安の原因をアセスメントすることが基本である．

1 不安・恐怖の程度を評価する

　不安や恐怖は何らかのストレッサーによって生じる心理的な反応であり，交感神経系の活動亢進によって身体的反応も伴って現れるものである．人によってストレッサーとその感じ方（反応）は様々であり，多くの場合は了解が可能であり，自然な反応として捉えられるため，薬物療法が必ずしも必要というわけではない．

　しかしながら，不安の程度や内容，身体反応によっては薬物療法の併用を考慮していく必要がある．

　例えば，以下のような状況がみられた場合には，薬物療法の併用も考慮する．

①患者本人の苦痛が強度の場合（身体反応が強く出ている場合は，特に苦痛も強くなりやすい）

②思考が不安に支配され，自己コントロール感を大きく損ねている場合

③不安の内容がやや現実的な内容からかけ離れている，理解するのが難しい場合

④本来の身体治療やケアの妨げとなっている場合

不安・恐怖の薬物療法

　薬物療法としては，BZP系抗不安薬，あるいは選択的セロトニン再取り込み阻害薬（SSRI）の使用が考えられるが，効果発現の速さから考えてBZP系抗不安薬がまず用いられることが多い．多くのBZP系抗不安薬の中でどの薬剤が優れているという指標はなく，基本的には薬剤の作用時間，作用の強さ，相互作用などを症状の程度や状況と照らし合わせて検討し，薬剤が選択される．

　不安が強い人の場合には，「内服する行為」自体により安心感を得るという習慣がつきやすいことがある．そのため，内服をうっかり忘れてしまった場合などに，「飲み忘れた」という認識が，不安感を一層増強させてしまうこともある．これは依存形成にも影響することがある．内服方法を検討する場合には，薬の特性や患者の生活スタイルに加え，心理的特性も検討することが薬剤選択の重要要素の1つとなる．

不安・恐怖症状を緩和するために

・医療現場でみられる多くの不安や恐怖は自然なものであり，必ずしも病的と捉えないように注意する．
・推測される不安・恐怖の要因があれば，その要因をできるだけ取り除く方法を検討する．
・非薬物療法としては，支持的な関わりを持つことが大切である．
・不安・恐怖の程度が強く，治療にも影響する場合には薬物療法を検討する．
・即効性のあるBZP系抗不安薬がまず検討され，作用時間や強度，相互作用などを考慮して検討する．
・せん妄のリスクなど，BZP系薬の使用を避けた方がよい場合には，SSRI，少量の抗精神病薬，漢方薬など他の薬剤を検討する．
・薬物療法が不安の根本的解決となっているわけではないことを常に忘れず，心理的サポートを併用し，薬剤の減量や中止についても検討しておく．

（谷向 仁）

易刺激性・易怒性

易刺激性・易怒性の背景は様々であり，その原因によって種々のアプローチの比重が異なる．

症例の背景

58歳男性　脳腫瘍

現病歴　痙攣発作が突然出現し，精査の結果，脳腫瘍が発見された．病変は左前頭葉−頭頂葉−側頭葉と広範囲にわたっており扁桃体も巻き込んでいる．放射線療法目的にて入院となった．失語症状（言葉が出にくく，言語理解も一部困難）も認められ，コミュニケーションも難しく，書字・読字ともに支障がありスマートフォンの操作も難しくなっている．

現在の状況　最近些細なことで怒ることが増えている．元来は穏やかな性格．糖尿病の併存はない．

内服薬
・痙攣に対し，ペランパネル（フィコンパ®）錠4mg　就寝前と，ラコサミド（ビムパット®）錠100mg　1回1錠　1日2回　朝夕後
・脳浮腫に対し，ベタメタゾン（リンデロン®）錠0.5mg　1回4錠　1日2回　朝夕食後

まず行うべきこと，知っておくべきこと

●易刺激性・易怒性に影響する要因の評価

　本症例の場合，元来は穏やかな性格であるとの情報を押さえた上で，脳器質性の要因および薬剤の影響を丁寧に検討する必要がある．

　脳器質性の要因としては，広範にわたる脳病変，特に前頭葉や扁桃体の病変は感情面の制御に影響を及ぼしている可能性がある．

　薬剤の影響としては，ベタメタゾンは使用量や投与期間にもよるが，精神機能への影響が生じやすい薬剤であり，賦活作用がみられた場合には，不眠，気分高揚，易刺激性，易怒性などが出現しうる．また，レベチラセタム（イーケプラ®）やペランパネルでも，焦燥感，易怒性，攻撃性，イライラなど精神面への影響が出現しうることが知られている．したがって，これらの薬剤と症状との関連性，具体的には投与時期と症状発現時期の関連を参考に検討する．

初回処方例

ロラゼパム（ワイパックス®）錠0.5 mg　1回1錠　イライラ時　頓用

　本症例では，代謝が単純なロラゼパムを第1選択薬として提示した．頓用として提示しているが，使用が頻回となるようであれば，朝夕などの1日2回の定期処方として検討してもよい．ただし，せん妄のリスクが高い場合には，やはり抗精神病薬の使用をはじめから考慮していく必要がある．

評価のポイント

　怒りっぽさなどが軽減しているかどうかの評価となるが，常に症状がみられるわけではないことがほとんどであることや，評価者によっても意見が分

かれることもあるため，複数人による複数日の状況を総合的に評価する．

対応後の反応

　易怒性は減じたが眠気が出現しやすく，ふらつきがみられ，転倒が懸念された．

変更後の処方例

クロチアゼパム（リーゼ®）錠 5 mg　1回1錠　イライラ時　頓用

> 　ロラゼパムによって易怒性は減じたことから，BZP 系薬の効果は期待できると考えられる．一方，眠気がみられたことから，ロラゼパムより $T_{1/2}$ が短く，催眠効果も弱いクロチアゼパムへの変更を検討した（☞ p135 表1参照）．

その他の処方例

●抗精神病薬 ─────────────────────
・糖尿病併存がない場合：クエチアピン（セロクエル®）錠 25 mg　1回 0.5 〜1錠　1時間以上開けて1日3回まで
・糖尿病が併存する場合：リスペリドン（リスパダール®）錠 0.5 mg　1回 1錠　2時間以上開けて1日2回まで

> 　はじめに用いたロラゼパムの効果が不十分であったり，易怒性や易刺激性が強度の場合には，BZP 系薬の使用では標的症状への効果が得られにくい可能性も考えられる．そのような場合には，作用機序の異なる抗精神病薬を少量から使用することも検討できる．また，せん妄のリスクが高く，BZP 系薬の使用を避けた方がよい場合にも検討できる．

必要に応じて，頓用から定期投与への移行も可能．ただし，定期処方に組み込んだ場合には，漫然と使用し続けることは避ける．また，上記の処方例を含め抗精神病薬は痙攣閾値を低下させるおそれがあるため，使用する場合にはこの点についても注意する必要がある．

●気分安定薬（☞ p156 参照）

バルプロ酸（デパケン®R）徐放錠100 mg　1回1～2錠　1日2回　朝夕食後

上記の戦略と比べ即効性に劣るが，投与中のペランパネルが易怒性の助長因子となっている可能性を考慮し，バルプロ酸（デパケン® 錠あるいはR錠）などに<u>変更</u>あるいは追加処方することも検討できる．抗痙攣作用に加え，気分安定作用を期待した戦略であり，変更するのであれば先に述べたBZP系抗不安薬や抗精神病薬などの追加薬剤種が増えないという利点もある．ただし，効果発現には早くても1週間ほどは必要である．

●漢方薬

抑肝散　1日1包　1日3回　毎食間

マイルドに効果をもたらしたい場合や何らかの理由で向精神薬の使用が難しい場合などには，漢方薬である抑肝散の使用が検討できる．過鎮静などが起こることはまずないが，甘草を含有する他の漢方薬と同様に低カリウム血症がみられることがあり，定期的な血液検査などを行うことが望ましい．

● BZP 系抗不安薬の効果発現は早い

BZP 系抗不安薬の作用は，抗不安作用，催眠作用，筋弛緩作用，抗痙攣作用などであり（☞ p135 表 1 参照），内服後速やかな効果が現れる．通常，内服後 30 分程度で何らかの反応が現れ（ロラゼパムの場合，T_{max} は 2 時間程度），遅くとも 1 時間以内には効果がみられる．

●眠気，筋弛緩作用に注意

副作用は一般的には効果が強く現れることによる．つまり，眠気が強く現れたり，筋弛緩作用によりふらつきが認められたりであり，転倒にも繋がりやすい．そのため，内服日から副作用の発現がないかについては注意して観察する必要がある．また，$T_{1/2}$ の長い薬剤，あるいは例え $T_{1/2}$ の短いものでも，連日投与による薬効の蓄積が関係する場合もあるため，眠気やふらつきには継続して注意しておく必要があることを共有する．

●可能な限り短期間での中止を意識しておく

一方，BZP 系薬の長期使用による依存形成が問題となりつつある．関連する要因としては，$T_{1/2}$ が短い薬剤，長期使用（1 ヵ月以上の使用で約半数が依存性になっているとの報告もある[1]）などが報告されている．筆者の経験的にも，高力価（作用が強い）で $T_{1/2}$ の短い薬剤を，長期間，複数種，定期的に使用することは可能な限り避けた方がよく，できる限り短期間での中止を目指すことを心がける必要がある．この点についても，知識としては共有しておいた方がよい．

本症例の場合，脳腫瘍による器質的な要因としての易怒性・易刺激性が考慮されると同時に，言語疎通や理解が困難となり，これまで当たり前に行ってきたコミュニケーション法が困難になっていることなど，機能低下・喪失に伴う強いストレス下にあることが考えられた．そのため，その双方の要因に対して介入法を構築する必要があった．

　薬物療法については，せん妄のリスクが高くないと判断し即効性のある
BZP 系薬の使用を検討した．一方，薬物療法が根本的解決方法ではないこ
とから，機能低下に対する支援の工夫と心理的サポートといった非薬物療法
を継続することで，BZP 系薬などの長期使用の出口を見据えることが大切
となる．

文　献

1) de las Cuevas C, et al: Benzodiazepines: more "behavioural" addiction than
   dependence. Psychopharmacology (Berl) **167**: 297-303, 2003

（谷向 仁）

高齢者の易怒性

- 易怒性の背景は様々であるが，高齢者の場合，脳機能の低下や認知症の併存に伴う症状としての易怒性の可能性がある．
- 些細なことで怒鳴るが，怒りの原因やポイントを医療者が理解することが難しい．
- 医療者が脅威に感じる．

症例の背景

85歳男性　肺炎

現病歴　高血圧と糖尿病で通院中であったが，ある夜に急に発熱したため救急車で入院となった．発熱によって意識がぼーっとしており，自分がどこにいるかの認識ができなかった．誤嚥性肺炎の診断のもと，抗生剤の点滴が開始になった．

現在の状況　医療者に対して易怒的であり，大声で怒鳴るなどの行為がみられた．

内服薬　アジルサルタン錠20 mg　1回1錠　1日1回　朝

メトホルミン錠250 mg　1回1錠　1日3回　毎食後

シタグリプチン（ジャヌビア®）錠50 mg　1回1錠　1日1回　朝

まず行うべきこと，知っておくべきこと

●易怒性の原因を検索する

易怒性の原因は様々であり，加齢による脳機能の低下や認知症の併存によりストレス耐性が大きく減弱していたり，発熱や感染によるせん妄による症状であったりする．そのため，その原因や助長要因を検索することが大切であり，原因除去が可能な場合は速やかに対応する．

がん患者の場合は，長期の抗がん剤治療や全脳照射など放射線治療も脳機能に影響を与え，易怒性などのきっかけとなることもある．家族が付き添うことで気分が安定するのであれば家族の付き添いなども検討する．

初回処方例

クエチアピン（セロクエル®）錠 25 mg　1回1錠　1日1回　夕食後

誤嚥性肺炎によるせん妄が背景にあると考えられた．発熱は比較的早期に回復するため，せん妄に対しては作用時間が短く，催眠作用の強い抗精神病薬を選択することが多い．しかし，誤嚥性肺炎の患者に抗精神病薬を投与すると，D 受容体遮断作用に伴う副作用として嚥下・咳嗽反射の低下を生じ嚥下機能の更なる低下の恐れがある．そのため，糖尿病の既往もないので，相対的に抗ドパミン作用の弱いクエチアピンを選択した．

評価のポイント

30分〜1時間程度で症状が軽減し入眠することが期待できる．効果不十分な場合はクエチアピンの追加投与を検討する．

対応後の反応

　その日の夜は入眠できた．翌朝には解熱し，覚醒状況も良好であったが，些細なことで看護師を怒鳴りつけるという行為がみられた．

変更後の処方例

抑肝散　1回1包　1日3回　毎食間

　家族から，認知症の既往があること，もともと怒りっぽかったが，徐々に頻度が増えているとの情報が得られた．認知症に伴う易怒性の場合，対応の工夫を行いつつも，何らかの薬物療法を一定期間必要とすることも多い．一方，認知症高齢者への抗精神病薬の追加投与は注意すべき点も多くある．そのため，ここでは抑肝散を選択した．抑肝散は不安やイライラ，易怒性などに対して効果が期待でき，傾眠作用が弱く，嚥下機能の低下もないため，高齢者の易怒性に対して処方されることが多く，実際に効果も期待できる．漢方薬は内服がしづらい印象があるが，服薬アドヒアランスは比較的良好である．

スタッフで共有！

●クエチアピン

　クエチアピンは催眠作用が強く，効果発現は30分～1時間で，効果持続時間は6～8時間である．

●易怒性の背景を検討する

　易怒性の背景は様々である[1, 2]．高齢者や認知症の併存などがあった場合には，身体的苦痛がうまく訴えられずに怒りとして表現されることもある．また，使用薬による影響，環境要因，医療者の関わり方などによる反応性のこともある．これらのことも十分考慮しつつ，せん妄や認知症に伴う行動心

理や症状などの鑑別も行っていく．ただし，認知症を背景としてせん妄が重畳することはよくある．

●高齢者への薬剤投与

　高齢者は腎機能や肝機能が低下していることがあるため，薬剤選択は慎重に行う．高齢者にBZP系抗不安薬を安易に投与すると，せん妄の原因になることがあるため注意する．

●抑肝散

　抑肝散は効果発現は比較的早い印象であるが，数日かかる場合もあるため，しばらく定期的に服用する．漢方薬は服用が困難であるとは限らない．抑肝散は粉薬であるが，経験的には比較的内服可能な患者が多い．内服後に低カリウム血症が出現することがあり，注意を要する．

この症状の人への関わりのポイント

　怒りのきっかけとなる先行刺激について検討し，スタッフ間で共有し，支持的に関わることを基本とし，必要に応じて薬物療法を考慮する．

　易怒性を示す患者への対応は，医療者にとっても大きな負担になりうる．スタッフの疲弊を緩和するために1人のスタッフで対応せず，その状況を共有できるよう複数で対応する．また，まれに暴力を振るう患者もいることから，複数での対応が重要である．そして，対応したスタッフの負担感を共有する．

　様々な医療処置を始める際には症状がみられることも多くあるため，例えば内服を促す場合などでは患者の状態により，内服時間の多少の前後は容認する．

文　献

1) 谷向 仁：認知症の怒りに対処する．精神医 **61**：1297-1304，2019
2) 谷向 仁：怒り・衝動行為とその対応．臨精医 **49**：1943-1952，2020

　　　　　　　　　　　　　　　　　　　　　　　　　　　　（岡本 禎晃）

放射線治療後の
がん患者の易怒性

・全脳照射後の易怒性は数ヵ月してから発現することがある.
・全脳照射が行われる際によく使用されている薬剤の副作用としての易怒性
　は，ステロイド，レベチラセタムやペランパネルで多くみられる.
・家族などが「以前と人が変わったみたい」と表現する.

症例の背景

72歳男性　肺がん，脳転移・骨転移

現病歴　1年前に肺がんと診断され，手術，化学療法を施行されるも，再発
し脳転移と腰部の骨転移が出現した．3ヵ月前に脳転移に対して全脳照射を
施行され，痙攣予防にレベチラセタムを処方された．下半身麻痺により，自
宅での生活ができなくなり入院となる.

現在の状況　「入院前から怒りっぽくなった」との家族からの情報あり．入
院後も看護師に些細なことで怒鳴るなどの行為がみられた.

内服薬　レベチラセタム（イーケプラ®）錠500mg　1回1錠　1日2回
朝夕食後

まず行うべきこと，知っておくべきこと

●もともとの性格かどうかを確認する

　病前の性格について医療者は知りえない．現在の易怒性が元来の性格によ
るものかどうかを知るために，家族に病前の性格を確認することは重要であ

る．家族からの情報収集が困難な場合や，易怒性の原因が抗がん剤や放射線治療による可能性が考えられる場合は，治療前の診療記録に易怒性についての記載がないかを確認する．

●原因を検索する

あまり知られていないこととして，全脳照射は脳実質への影響により易怒性の原因となりうるため，治療歴の確認は必須である．全脳照射による易怒性がみられる場合，数ヵ月経ってから発現する[1]．近年は多発脳転移があっても，全脳照射後数ヵ月以上生存することが増えてきているため，徐々にこの副作用も知られるようになってきている．全脳照射による副作用は晩発性のため，照射前に十分に説明されていないことがあり，人格変化に家族が戸惑うことがある．

薬剤性の可能性も検討する．レベチラセタムによる易怒性は1〜2週間程度で発現するため，開始になった薬剤や被疑薬の血中濃度を上昇させる可能性のある薬剤の投与を確認する．

初回処方例

レベチラセタム500 mg錠　1日2回　を，
　　バルプロ酸（デパケン®R）錠200 mg　1日2回　に変更

全脳照射後の薬物療法はてんかん予防を目的として行われる．現在，てんかん予防に保険適用のある薬剤はなく，脳腫瘍の場合は抗がん剤との相互作用が少ないという理由で，レベチラセタムは最も多く処方されている抗痙攣薬の1つである．ただし，レベチラセタムの易怒性の副作用は比較的よく経験し，添付文書の重大な副作用としても挙げられる（**表1**）．また，ペランパネルでも同様に易怒性（易刺激性，攻撃性）が重大な副作用として挙げられる．

全脳照射後の抗痙攣薬は安易に中止できないため，他剤へ変更する．バルプロ酸の作用機序は多岐にわたり，その1つとしてγ-アミノ酪酸（GABA）に作用することから，抗痙攣薬としてだけでなく気分安定薬と

表 1　抗痙攣薬の主な副作用

薬剤名	主な副作用
カルバマゼピン	めまい，発疹，眠気，低ナトリウム血症
バルプロ酸	体重増加，振戦，肝機能障害，高アンモニア血症
フェノバルビタール	発疹，眠気，認知機能低下
クロバザム	眠気，流延，めまい，発疹
クロナゼパム	眠気，流延，めまい，発疹
フェニトイン	めまい，複視，発疹，小脳萎縮，歯肉増殖
ゾニサミド	幻覚妄想，抑うつ，体重減少，発汗減少，尿路結石，発疹
ガバペンチン	眠気，めまい，体重増加
トピラマート	眠気，体重減少，発汗減少，尿路結石，発疹
ラモトリギン	発疹，めまい
レベチラセタム	易怒性・興奮，眠気
ペランパネル	めまい，眠気，易怒性・興奮，体重増加，転倒
ラコサミド	めまい，眠気

［知的障害を伴うてんかんの薬物治療．精神経誌 121：26, 2019 より作成］

して使用されることがあり，相互作用も少ないことから選択肢として挙げられる．

また，近年ではラコサミド（ビムパット®）の使用頻度が高くなっているが，易怒性の副作用は少ない．

評価のポイント

　レベチラセタムの易怒性の消失には数日を要するが，バルプロ酸の気分安定作用は比較的早く期待できる．明確な効果発現というより，徐々に穏やかになってきたという感じである．

●第1選択は原因薬物の除去

薬剤性の易怒性であれば，原因薬物の中止が第1選択である．薬剤の効果や副作用は通常数日かけて徐々に消失するため，薬剤性の易怒性は数日で消失することがある．

原因が複数ある場合（本症例の場合はレベチラセタムと全脳照射）は，原因薬剤の中止だけで易怒性が完全に消失することは難しい．また，痙攣がみられるため，抗てんかん薬の中止が困難な場合もある．その場合，気分安定作用を併せもつ抗痙攣薬への変更が検討される．抗痙攣薬の中では，バルプロ酸が気分安定薬として多く使用される．抗痙攣薬を変更した場合は，てんかん発作の症状の観察が重要である．カルバマゼピンは一般的には代替薬となるが，血球減少の副作用や相互作用で抗がん剤の効果を減弱することが知られているため，がん患者には使用しない．抗痙攣薬以外では，ジアゼパムやクロナゼパムも効果が期待できるが，傾眠がより強くみられやすい．

●易怒性の消失は困難なこともある

本症例のように全脳照射が関係してる場合は，原因薬剤の除去や気分安定薬の投与で易怒性が緩和されても病前の性格に回復することは難しいことが多い．全脳照射後の易怒性は緩和が難しいことをスタッフ間で共有するとともに，家族に説明する．

この症状の人への関わりのポイント

患者をよく観察し，怒りが生じるポイントを見つけて，スタッフ間で共有する．

易怒性への対応は医療者であっても負担が大きく心身の疲弊を伴う．医療者のメンタルヘルスの観点からは，カンファレンスなどで愚痴を言ったり，1人のスタッフが集中的に患者から攻撃されるのを防ぐ目的で，日々対応するスタッフを交代させるなどの対応が必要である．怒るのはスタッフのせいではなく，疾患や薬剤に伴う影響であることを理解し，スタッフ間で情報を

共有し，1人で抱え込まないようにすることが大切である．

文　献

1）恒藤　暁：系統緩和医療学講座　身体症状のマネジメント，最新医学社，p231，2013

（岡本 禎晃）

よりよく

易怒性に 対応するために

まず行うべきこと，知っておくべきこと

　易怒性・易刺激性の評価は複雑である．まず元来の特性の把握（もともと怒りっぽい傾向があるかなど）が重要である．その上で，身体的な問題，薬剤による影響を検討し，その他のストレス要因を検討する．

　これらの要因は単独ではなく併存することも多いが，身体症状が影響していればその治療を，薬剤の影響が考えられればその薬剤の減量・中止・変更などをそれぞれ検討することになる．また，易怒性や易刺激性が心理的ストレスや環境に対する反応として現れている場合もあることから，これらのストレッサーについての評価を行い，非薬物療法についても検討する．

　しかしながら，身体症状の影響を速やかに改善することが難しかったり，代替薬への変更が困難であったり，非薬物療法による効果が乏しい場合などでは，その精神症状の程度に応じて向精神薬の使用を考慮することになる．

易怒性の薬物療法

　易怒性や易刺激性に対するの薬物療法では，抗不安薬（BZP系薬），抗精神病薬，気分安定薬，漢方薬などが検討されることが多い．これらのうち，気分安定薬は効果発現に一定の時間を要すること，抗精神病薬は心理的抵抗がみられることがあることや副作用の観点から，初めからの使用は避け，せん妄のリスク評価を行った上で，リスクが低ければまずはBZP系薬を検討

する.

　ただし, 抗不安薬の使用により易怒性・易刺激性が高まる病態もあることから, そのような反応がみられた場合には中止し, 他薬への変更を考慮する.

易怒性を緩和するために

・易怒性・易刺激性に影響する要因 (器質的要因, 心理的要因, 社会的要因, 人間関係など) の検索を行い, それぞれの要因についてのアプローチを並行して検討する (要因は単一とは限らない).
・"怒り" のきっかけとなる先行刺激が存在することが多いことから, その刺激についても探索・検討しスタッフ間で共有する.
・ときにはその刺激が医療者の関わり方であることもあるため, 自身の関わり方を省みることも必要である.
・相手の怒りに同調しないように, 穏やかに支持的に関わることを心がける.
・薬物療法を行う場合, 抗不安薬 (BZP系薬), 抗精神病薬, 気分安定薬, 漢方薬などが症状マネジメントの候補薬として挙げられる.
・各薬剤のメリット・デメリット, 効果発現に必要なスピードも考慮して, 薬剤を検討する.
・疾患の影響による機能低下・喪失などの心理的問題についても理解し, 支援の工夫と心理的サポートも継続して行うことが, 薬物療法の出口に向けての取り組みにも重要である.

(谷向 仁)

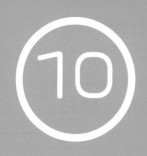

10 身の置きどころのなさ

・「身の置きどころのなさ」はがんの緩和ケアでみられる症状の1つである. 日常生活でも「身の置きどころがない」という表現をいろいろな場面で使用するように, がん患者における「身の置きどころのなさ」も多彩な症状を呈する. また, その原因も様々である.
・じっとしていられない, 常に歩き回っているなどの症状には必要に応じて薬物療法を検討する.

68歳男性 胃がん

現病歴 2年前に胃がんと診断され, 手術, 化学療法を施行されるも1週間前に再発と診断された. 腹水の貯留も認めている.

現在の状況 1週間前の再発の告知後から食事摂取ができず, 不眠が続き, 昨日からはじっとしていられないという症状が出現し, 家族に付き添われて来院し緊急入院となる.

内服薬 エソメプラゾール（ネキシウム®）カプセル20mg 1回1カプセル 1日1回 朝

まず行うべきこと, 知っておくべきこと

●原因を検索する

発熱などの急性期症状が原因で身の置きどころのなさが出現することがあ

るため，このような症状がないか確認する．がん患者の場合は脳転移や放射線療法の全脳照射の晩発生副作用が原因の可能性もあるので，その評価を行う．また，せん妄の併発による可能性も丁寧に評価する．

　身体面の評価と並行して使用中の薬剤を確認し，薬剤性のアカシジアを除外する．アカシジアの原因薬剤は多いが，それまで内服していた薬剤であっても，何らかの相互作用や腎機能低下でも発現するため注意が必要である．

初回処方例

ロフラゼプ酸エチル（メイラックス®）錠1mg　1回1錠　頓用

> 　ロフラゼプ酸エチルはBZP系の抗不安薬で，抗不安作用が強く，筋弛緩作用や睡眠作用が比較的弱い．せん妄とは異なる日中の不安やイライラに使用されることが多い（☞p135表1参照）．

評価のポイント

　効果発現は通常30分程度である．効果がない場合は，原因検索からやり直すことを検討する．

対応後の反応

　ロフラゼプ酸エチル服用30分後くらいから落ち着きを取り戻し，1時間後くらいから現在の心境を話し出した．話し終えると落ち着き，その夜は不眠もなく，翌日に退院となった．

スタッフで共有！

●どういった「身の置きどころのなさ」かに合わせて対応する
　知識として，身の置きどころのなさについて共有する（表1）．原因を検

表1　身の置きどころのなさの具体的な症状

- 「しんどい」と言われるが，倦怠感とは異なる
- 辛そうな表情を繰り返す
- じっとしていない
- うなったり，うわごとを言ったりする
- 寝たり起きたりを繰り返す
- 何度もナースコールや体動センサーが鳴る
- 何が辛いのかを聞いてもはっきりしない

索し，可能であれば除去するが，原因除去ができない場合は，症状に応じた薬物療法を選択する．身の置きどころのなさの原因は多様であるため，対応する薬剤を選択する（**表2**）．

●薬剤の効果が出るまで見守る

薬剤の効果発現には30分程度を要するので，薬剤服用後も効果発現までは傍にいる．

●早期発見を心がける

本症例では，症状発現後，比較的速やかに薬物療法を開始したことにより早期に改善された．時間が経過すると症状が悪化し，薬物療法だけでは改善が困難になることもあるので早期発見は重要である．また，原因によっては薬物療法は対症療法に過ぎないことから，原因への対応を並列して継続する．

この症状の人への関わりのポイント

落ち着かず歩き回っている患者を無理に静止せず，一緒に歩いて話を傾聴する．

本症例は再発の告知後より症状が出現している．悪い知らせの対応は専門の看護師や薬剤師に委ねることも検討する．告知後の不安軽減には，精神科医や専門的な看護師による面談が有効であるとされるが，外来患者の場合はタイムリーに行うことができないことがある．その場合は，抗不安薬による薬物療法の継続も選択肢になりうる．

表2 「身の置きどころのなさ」の主な原因と対策

	具体的な症状		対応策
アカシジア	薬物による錐体外路症状．静座不能症		原因薬剤の除去，抗ヒスタミン薬の投与
むずむず脚症候群 (restless legs syndrome)	不眠，脚の違和感		プラミペキソール錠，ガバペンチンエナカルビル錠，ロチゴチンパッチ
尿閉	尿が出そうで出ない		導尿
宿便	便が出そうで出ない		浣腸，摘便
身体的苦痛	倦怠感，痛み，呼吸困難，かゆみ，悪心など		対症療法
精神的苦痛	不安，焦燥など		抗不安薬など
薬物離脱症状	タバコ	易怒性,不安,集中困難，抑うつ，不眠など	認知行動療法，ニコチンガム，ニコチンパッチ
	アルコール	手のふるえ，悪寒，寝汗，イライラ，不安，焦燥感，睡眠障害など	認知行動療法 アルコール離脱せん妄は入院加療
	BZP系薬	易興奮性，不眠，悪夢，不安の増大，パニック発作，広場恐怖，社会恐怖，知覚変容，離人感，非現実感，幻覚，錯覚，抑うつ	漸減
過活動型せん妄	多彩な要因による意識障害・幻覚・錯乱		せん妄の項（☞p106）参照
スピリチュアルペイン			寄り添い

（岡本 禎晃）

こんな使い方も
ある！
向精神薬

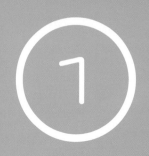

抗うつ薬

術後の慢性疼痛による不眠

・手術後，非ステロイド性抗炎症薬（NSAIDs）を使用し1週間以上経過しても痛みが続いて眠れない状態.

・痛みによる不眠や食欲不振を訴える.

・疼痛管理としては，手術の当日や翌日であればオピオイドをはじめとする鎮痛薬を投与するが，それ以上生活に支障のある痛みが続く場合は，抗うつ薬などの鎮痛補助薬などを検討する.

症例の背景

45歳女性　子宮内膜症術後

現病歴　2週間前に子宮内膜症に対する手術を施行.術後痛と不眠の訴えにより入院を継続している.

現在の状況　鎮痛薬としてロキソプロフェン，睡眠導入薬としてブロチゾラムを服用しているが，「先生は『そんなに痛いはずはない』とか，看護師さんは『痛みは我慢しないとダメ』とか，薬剤師さんは『痛み止めはすでに飲んでいる』とか言うけど，痛くて，痛くて夜も眠れないんです.眠れないと言うと，看護師さんは睡眠導入薬を持ってくるだけです」との訴え.

内服薬　ロキソプロフェン錠60 mg　1回1錠　1日4回　毎食後すぐと就寝前

ブロチゾラム錠0.25 mg　1回1錠　1日1回　就寝前

まず行うべきこと，知っておくべきこと

●痛みの詳細を聴取する

　痛みの部位や日内変動，良くなる行動や悪くなる行動を聴取する．例えば，24時間痛みがあるのか，痛みのために睡眠を阻害されているのか，突然痛みを感じるのか，体動によって痛みが発現するのか，そうであれば体位によって痛みが軽減する場合はないか，などを聴取する．

●薬物療法の効果を確認する

　NSAIDs が本当に今感じている痛みに効果があるのかを確認する．効果があるのであれば，効果発現時間と持続時間などを患者自身が詳細に確認し，客観的な観点も併せて，総合的に薬効を検討する．もし効果がないと考えられた場合は，薬剤変更を担当医に提案する．

初回処方例

ミルタザピン（リフレックス®，レメロン®）錠15 mg　1回1錠　就寝前の追加

　手術に伴う痛みは通常は急性痛に分類され，NSAIDs で対応する．しかし，術後の長引く痛みは手術による急性痛ではなく，何らかの理由で痛みが軽減しないことによる慢性痛であり，手術創部の炎症に伴う痛みに対して使用する NSAIDs が無効であることが多い．

　慢性疼痛に対する薬物療法の第1選択は抗うつ薬か抗痙攣薬である．通常使用する抗うつ薬はセロトニン・ノルアドレナリン再取り込み阻害薬（SNRI）か三環系抗うつ薬であるアミトリプチリンであるが，SNRI は睡眠作用が弱く不眠の訴えには不向きであり，アミトリプチリンは催眠作用は強いが便秘，口渇など抗コリン作用も強いことと，チトクロム P450（CYP）の遺伝子多型により効果・副作用の個人差が大きいことから，本症例の第1選択にはなりにくい．

　また，不眠については，一般的な睡眠導入薬では入眠効果は得られて

も，熟睡感を得ることは難しい．

　以上の理由と，経験的にミルタザピンは慢性疼痛と不眠のいずれにも効果的であるため選択した．ミルタザピンはノルアドレナリン作動性・特異的セロトニン作動性抗うつ薬（NaSSA）に分類される．

評価のポイント

　不眠に対する効果は翌朝に確認することができる．痛みの効果は徐々に緩和される．

対応後の反応

　「昨夜は手術後初めて眠れました．痛みもマシな気がします」とのことであった．ロキソプロフェンは中止し，3日後に患者自身の意思で退院となった．

スタッフで共有！

● NSAIDs が効かない痛みもある
　通常，術後痛は炎症が関係する急性痛であり NSAIDs を使用するが，痛みが長引く場合は NSAIDs は無効となることが多く，鎮痛目的で抗うつ薬の使用を検討する．

●ミルタザピン
　ミルタザピンの抗うつ作用は約1～2週間を要するが，不眠に対しては投与後30分～1時間で効果が期待できるため，症状の改善がない場合は処方変更を検討する．持ち越し効果で翌朝の眠気を訴えられる場合もあるが，その眠気が耐え難いものでなければ，痛みの治療を優先して数日間継続し再評価する．

　ミルタザピンの投与初日は必要に応じて睡眠導入薬などを併用し，ミルタザピンの効果が確認できたら患者と相談の上，ポリファーマシーの観点から睡眠導入薬などは中止する.

この症状の人への関わりのポイント

　「痛くないはずである」といった医療者の発言は，患者にとっては自分のことを理解されていないと感じさせる. 痛みとは患者が痛いと言えば「痛み」であるという，慢性疼痛の原則に基づいて対応する.

　「術後の急性痛とは異なるため，NSAIDs では鎮痛効果が期待できない. 腎不全や胃潰瘍になるからやめた方がいい」という説明はせず，NSAIDs の効果が実感できていないようであれば，患者自身からそのことを気兼ねせず申し出てもらうよう助言・援助が重要である.

　慢性疼痛に伴う不眠は身体症状のない不眠とは異なるため，通常の睡眠導入薬では効果が期待できないことが多い.

長引く術後痛による不眠に対する薬物療法

　ノルアドレナリンは慢性疼痛と関係しているが，ミルタザピンの効果発現には抗うつ効果同様 1 〜 2 週間を要するのに対して，不眠の改善作用は当日から数日以内に改善する.

　鎮痛効果も抗うつ効果よりは早期に発現する.

長引く術後痛による不眠を改善するために

　婦人科の良性疾患の術後痛の遷延は一定数みられる. 他の手術でも頻度は少ないがみられる症状である. 支持的に関わることが重要で，痛みと鎮痛薬の関係を聴取する. 具体的には，鎮痛薬を服用してどれくらいで痛みが治まり，どれくらいで再び痛みを感じるようになるかなどを確認すると，痛みと

鎮痛薬が関係しないこと（効果がないこと）が理解されやすい．

　術後痛は「器質的な痛み」かつ「急性痛」であるが，先の症例のような場合は「精神的な痛み（身体的痛みの遷延化）」かつ「慢性痛」と捉えてNSAIDs の継続や増量は行わない．また，痛み刺激による睡眠への影響であれば痛みのアプローチが原則であり，安易な睡眠導入薬の併用や増量は危険である．

（岡本 禎晃）

痛みの分類と対処法について

　痛みはその原因と持続時間により分類でき，術後痛は器質的な痛みで，急性痛に分類されるが，痛みが長引くと精神的な痛みで慢性痛になる．痛みは原因や持続時間により分類できる．

1 原因による分類

ⓐ 器質的な痛み

　器質的な痛みは原因がはっきりしているため，患者自身も痛みについてある程度納得できる．また，「手術したから痛いんですね」「がんならかなり痛いのではないですか」などと，比較的他者から理解を得られやすい．したがって，薬物療法も短期間で終了するか，患者が必要としないこともある．主な痛みの原因と対処法は以下の通りとなる（**表1**）．

・手術や外傷などによるもの：NSAIDs，オピオイド
・炎症性の疾患によるもの：NSAIDs，ステロイド
・がんによるもの：オピオイド，NSAIDs，鎮痛補助薬
・一時的な腰痛など：鎮痛補助薬，オピオイド，神経ブロック，アセトアミノフェン
・帯状疱疹関連痛など神経因性のもの：鎮痛補助薬，オピオイド

ⓑ 精神的な痛み

　精神的な痛みは，痛みの訴えを疑われるなど他者からの理解が得られにくいことが問題である．器質的な痛みのように身体的な症状が軽減すれば痛みも経時的に軽減することはなく，年余にわたって痛みが持続することもある一方で，あるとき突然に痛みが消失する（気にならなくなる）こともある．

・不安，うつ，緊張，薬物依存など：鎮痛補助薬，向精神薬，心理療法
・身体的痛みの遷延化：鎮痛補助薬

表1 主な鎮痛補助薬と作用機序による分類

作用機序による分類	成分名	期待される痛み
三環系抗うつ薬	アミトリプチリン	神経障害性疼痛
セロトニン・ノルアドレナリン再取り込み阻害薬（SNRI）	デュロキセチン	
電位依存性ナトリウムチャネル阻害薬	ラコサミド，バルプロ酸，カルバマゼピン	
電位依存性カルシウムチャネルの機能に対し補助的な役割をなす$\alpha_2\delta$サブユニットと結合し，前シナプスでカルシウムの流入を抑制	ミロガバリン，プレガバリン，ガバペンチン	
GABA神経伝達促進薬	バルプロ酸，クロナゼパム	
コルチコステロイド	プレドニゾロン，デキサメタゾン，ベタメタゾン	骨転移痛炎症性疼痛
骨病変治療薬	ゾレドロン酸，デノスマブ	骨転移痛

2 持続時間による分類

ⓐ 急性痛

　有髄の知覚神経が関与しており，鋭い痛みを感じる．侵害刺激による侵害受容器の興奮によってもたらされ，痛みは短期間に消失する．病態に伴う症状の1つである．

ⓑ 慢性痛

　主に無髄の自律神経が関与しており，鈍い痛みを感じる．初期の疼痛の原因が消失した後も長期間持続し，疼痛伝達・制御機構自体の異常によるとされ，痛みは3～6ヵ月以上持続する．慢性痛は神経障害性疼痛（三叉神経痛，幻肢痛など），機能的疾患による疼痛（慢性腰痛，片頭痛など），心因性疼痛（うつ病，不安など），がん疼痛に大別される．

（岡本 禎晃）

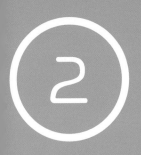

2 抗不安薬, 抗痙攣薬

吃逆（しゃっくり，きつぎゃく）

・化学療法の副作用として吃逆（しゃっくり，きつぎゃく）が発現すること
がある.

・「化学療法の副作用としての吃逆」はシスプラチンとデキサメタゾンの併
用でリスクが増すと言われている.

・ときには全身痙攣のような強い吃逆もみられる.

症例の背景

62歳男性　肺がん再発

現病歴　肺がんの術後再発により化学療法を実施.

現在の状況　抗がん剤投与後の吃逆に対して，芍薬甘草湯，柿蒂湯［してい
とう；柿のへたを煎じた院内製剤やOTC（一般医薬品）のエキス顆粒］を
投与するも効果がなく，臥床状態でベッドから飛び上がるような強い吃逆が
長時間持続していた.

内服薬　芍薬甘草湯エキス顆粒　1回1包　1日3回　毎食前
柿蒂湯（ネオカキックス細粒）1回1包　1日3回　毎食前

まず行うべきこと，知っておくべきこと

●化学療法に関係する吃逆であることを確認する

特徴としては，化学療法後に症状が出現していること，繰り返し施行され
る化学療法後に症状の強弱はあるものの再現性があることなどがある.

　患者が吃逆に対する薬物療法を望んでいるかどうかを確認する．吃逆の程度や頻度によっては，薬物療法を望まない患者もいる．

初回処方例

バクロフェン（リオレサール®，ギャバロン®）錠 10 mg　1 回 1 錠　頓用

　吃逆には筋弛緩作用のある薬剤を選択する．中枢性の筋弛緩薬の中で，傾眠傾向などの副作用の少ないバクロフェンを選択した．

評価のポイント

　効果発現は 30 分程度である．効果不十分な場合はバクロフェンを追加投与するか，他剤を検討する．

対応後の反応

　ほとんど効果なく，ベッドから飛び上がるような強い吃逆は持続した．

変更後の処方例

クロナゼパム（リボトリール®，ランドセン®）錠 2 mg　1 回 1 錠　頓用

　クロナゼパムは抗不安薬の中でも抗痙攣作用が強く，精神運動発作や自律神経発作にも保険適用がある．

対応後の反応

　クロナゼパム錠 2 mg を服用後 30 分程度で入眠し, 症状は軽快した. 効果持続時間は 6 時間程度であったため, 再投与した. その後は約 8 時間ごとに 4 回服用した後に症状の再発がなかったことから終了とした. 次の化学療法時も同様の症状が出現したため, 同様の対応を行い, 問題なく経過した.

スタッフで共有!

●化学療法の副作用としての吃逆と理解する

　化学療法に伴う吃逆は, 重症度や持続時間など個人差が大きい. また, 化学療法ではシスプラチンを含むメニューでの発現頻度が高い. リスク因子としては, デキサメタゾンの併用や性別 (男性に多い) などが言われている.

　シスプラチンを含む化学療法では, 制吐薬としてデキサメタゾンを併用するため, 相加的に吃逆のリスクが増す. したがって, 悪心の訴えが強くない場合は, デキサメタゾンの投与量を減量することで, 吃逆が軽減することがある.

　シスプラチン以外の抗がん剤ではカルボプラチン, シクロホスファミド, ドセタキセル, エトポシド, ゲムシタビン, イリノテカン, パクリタキセル, ビンデシン, ビノレルビンなどで吃逆が起こりやすい.

この症状の人への関わりのポイント

　吃逆は患者や他の医療者の話から推測するのではなく, 必ず症状発現時の状況を自分で確認する.

　軽症の場合は患者の希望により薬物療法の対象としないこともある. 一方, 重症の吃逆は不眠や日常生活に影響を与える場合があるため, 治療対象である. 『有害事象共通用語規準 v5.0 日本語訳 JCOG 版』(CTCAE v5.0-JCOG) では Grade 3 で, 高度の症状, 睡眠に支障がある, 身の回りの日常生活動作の制限, とされている.

吃逆の薬物療法

・一般的に吃逆の治療薬としては，芍薬甘草湯，柿蔕湯，バクロフェン，クロナゼパムが挙げられ，芍薬甘草湯かバクロフェンが第1選択となる．
・デキサメタゾンは，視床下部の海馬にあるステロイド受容体を活性化し，吃逆反射弓の遠心路を刺激するとされ，単剤で吃逆を発現する．使用中止により数日以内に消失する．
・シスプラチンは，腸クロム親和性細胞を刺激しセロトニンを放出し，遠心性の迷走神経を活性化することで，吃逆中枢を刺激し吃逆が発現する．

吃逆を改善するために

　吃逆は横隔膜の痙攣である．化学療法による吃逆はわれわれが日常経験するそれとは異なり，想像できないほど重症となる場合がある．軽症であったり持続時間が短い場合はバクロフェンや芍薬甘草湯，柿蔕湯などで対応可能であるが，本症例のように症状も強く持続時間も長い場合はベンゾジアゼピン（BZP）系の抗痙攣薬の適応となり，場合によっては多剤併用が必要なこともある．

（岡本 禎晃）

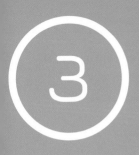

3 抗不安薬

抗がん剤による予測性悪心・嘔吐

・抗がん剤の悪心・嘔吐には，急性と遅発性，そして予測性がある．
・抗がん剤を投与する前から出現する悪心を予測性悪心・嘔吐と呼ぶ．

症例の背景

18歳男性　血液腫瘍

現病歴　3ヵ月前に血液腫瘍と診断され，抗がん剤治療が開始となる．
現在の状況　通院による外来化学療法を2回実施したが，回を重ねるごとに悪心・嘔吐が強くなっていた．3回目の化学療法時には，「昨夜から吐き気が強くて，何も食べていません．今朝は何も食べていないのに嘔吐しました」とのことであった．
内服薬　ドンペリドン（ナウゼリン®）錠10mg　1回1錠　悪心時頓用

まず行うべきこと，知っておくべきこと

●自宅での悪心・嘔吐などの状況を確認する

　受診時は症状がなくても，自宅では症状が出現していた可能性を考え，自宅での悪心・嘔吐の状況を確認する．症状発現から受診まで日にちが経つと言い忘れることがあるため，医療者から積極的に確認する．化学療法後と化学療法開始前の悪心・嘔吐に自覚的な違いを感じるかを確認する．具体的な日にちで，症状の強弱や有無を聴取する．

　悪心・嘔吐が原因で食欲不振や不眠が出現することがあるため，自宅における化学療法後の食事の摂取や睡眠状況も確認する．

初回処方例

クロチアゼパム（リーゼ®）錠5mg　1回1錠　化学療法前日の昼食後・夕食後・就寝前・当日朝に服用

> 　予測性の悪心・嘔吐は化学療法の副作用に対する不安と関係することから抗不安薬が選択され，その効果も期待できる．どの抗不安薬を選択するかの明確なエビデンスは存在しない．本症例は若年者であり，学業などへの影響を考慮し，作用の比較的弱いクロチアゼパムを選択した．

評価のポイント

　効果発現は30分程度である．効果不十分な場合はクロチアゼパムの追加投与を検討する．

対応後の反応

　4回目の化学療法時，「今回，吐き気はありませんでした．これなら続けられそうです」とのことであった．その後，予測性の悪心・嘔吐はなく，化学療法を継続できた．

　6回目の化学療法時，再度強い悪心により1人で来院することができず，母親に付き添われて来院するも，化学療法室の中へ入ることができなかった．昨日はクロチアゼパムを服用しなかったとのこと．昨夜は中途覚醒後は眠れず，朝にクロチアゼパムを服用したが効果は不十分であった．

変更後の処方例

ブロマゼパム（レキソタン®）錠2mg　1回1錠　をすぐに服用

クロチアゼパムの効果が不十分であったため，より作用の強いブロマゼパムを選択した．

スタッフで共有！

●使用する抗不安薬の作用時間や強さなどの知識を共有する

薬剤選択において，作用の強弱や作用時間は用法・用量に関係するため，抗不安薬の作用の強さと作用時間を理解する．クロチアゼパムは作用が比較的弱く，作用時間も短い．一方，ブロマゼパムの抗不安作用は比較的強く，作用時間もクロチアゼパムよりは長い．

●抗不安薬による傾眠に注意する

抗不安薬の初回投与時はどの薬剤も傾眠作用が強く出ることがあるため，注意が必要である．傾眠の副作用は血中消失半減期（$T_{1/2}$）より長いことがある．

この症状の人への関わりのポイント

外来化学療法の場合は自宅での副作用について言い忘れていることがあるため，医療者から積極的に聴取することが重要である．

化学療法時のみの服用となるため，定期的に服用する薬よりもアドヒアランスが悪くなることがある．服用していないために症状が再燃している場合もあることから，服薬アドヒアランスを確認することが重要である．

予測性の悪心・嘔吐は比較的若年者に多い印象がある．外来化学療法の場合は，前回の化学療法後の副作用の確認だけでなく，前日の睡眠状態や不安についても聴取し，適切に対応することが必要である．

（岡本 禎晃）

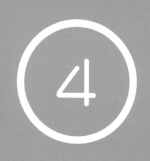

抗精神病薬

抗がん剤による遅発性悪心・嘔吐

・抗がん剤投与後1週間以上持続する悪心・嘔吐を遅発性悪心・嘔吐と呼ぶ.
・抗がん剤投与後すぐには症状が発現しない（抗がん剤投与開始後24〜48時間頃から発現）.
・遅発性の悪心・嘔吐は急性の悪心・嘔吐が抑えられても発現することがある.

症例の背景

45歳女性　乳がん

現病歴　乳がんの診断のもと手術を施行し，今回は化学療法の1回目.
現在の状況　抗がん剤投与3日目から，「ムカムカする」「食事ができない」「夜も眠れない」などの訴えが出現した. ドンペリドン（ナウゼリン®）を服用するも効果がなかった.
内服薬　ドンペリドン錠10 mg　1回1錠　1日3回　毎食前

まず行うべきこと，知っておくべきこと

● 24時間症状が持続しているかを確認する

　起きている間，常にムカムカしている場合は，ドパミンの刺激が関係していることが多く，ドパミンD_2受容体（D_2受容体）拮抗作用のある薬物を選択する. 持続する悪心・嘔吐の原因は，腸閉塞や便秘などの消化管疾患，電解質異常，肝不全や腎不全など多彩である.

　一方，体動時の悪心・嘔吐のみなど，常にムカムカしているわけではなく，回数を数えることができるような場合は，ヒスタミンの刺激が関係していることが多く，抗ヒスタミン薬を選択する．体動時の悪心・嘔吐の原因は，メニエール病や前庭炎，脳腫瘍，がんの頭蓋底への骨転移などが多い．

　食事の前後のみに症状が発現している場合は，上記のヒスタミンが関係している場合と，食事のにおいなどが関係している場合がある．ヒスタミンが関係している場合は，食事のために身体を起こすという動作で悪心・嘔吐が出現し，抗ヒスタミン薬が適応になる．一方，においが関係している場合は，抗不安薬が適応になる．

●化学療法以外の原因を検索する

　便秘は抗がん剤や制吐薬の副作用で発現し，悪心の原因になるため排便状況を確認する．さらに，イレウスがないかを確認し，必要に応じてX線撮影を実施する．

　抗がん剤以外でもオピオイド，抗菌薬，抗うつ薬，鉄剤など悪心の原因になる薬剤を使用していないか確認する．化学療法と相加的または相乗的に悪心の原因になることがある．

初回処方例

オランザピン（ジプレキサ®）錠5 mg　1回1錠　夕食後

　持続する悪心・嘔吐は遅発性に分類され，第1選択薬はD_2受容体拮抗薬であるドンペリドンであるが，その効果がなかった場合は，抗ヒスタミン薬や抗精神病薬を検討する．

　オランザピンはD_2受容体やヒスタミンH_1受容体（H_1受容体）などに作用し，抗がん剤による悪心・嘔吐に対して保険適用があり，日本や海外のガイドラインでも推奨されている．抗ヒスタミン作用による眠気の出現には注意が必要である．糖尿病患者には禁忌であるが，本症例は糖尿病を合併していない．投与量は1日5～10 mgである．

評価のポイント

制吐効果の評価は内服後1時間程度で行う．オランザピンの作用時間は約1日である．

対応後の反応

翌日の午前中は「昨夜はよく眠れましたが，まだ眠いです」とのことで，午後からは眠気は軽減したが，朝昼と食事摂取はできなかった．患者からは，「吐き気は良くなったが，眠気で食事が食べられないのなら薬は飲みたくない」との訴えがあった．

変更後の処方例

リスペリドン（リスパダール®）錠1mg　1回1錠　朝

オランザピンの副作用の眠気は人によっては耐え難い場合がある．オランザピンのように多元受容体作用抗精神病薬（MARTA）に分類される抗精神病薬やフェノチアジン系の抗精神病薬は，一般的に眠気が強い．一方，リスペリドンのようなセロトニン・ドパミン拮抗薬（SDA）に分類される抗精神病薬やブチロフェノン系の抗精神病薬は眠気が少ない．

抗精神病薬の作用のうち，抗がん剤の悪心に効果を示すのは D_2 受容体に対する作用である．リスペリドンは D_2 受容体とセロトニン 5-HT_{2A} 受容体（5-HT_{2A} 受容体）に作用し，5-HT_{2A} 受容体も制吐に関係する[1]．

対応後の反応

内服当日午後に，「すっきりしました．これなら続けられます」．3日間継続して終了．次回から抗がん剤投与3日目から1週間継続投与とした．

スタッフで共有！

●がん化学療法の悪心・嘔吐を理解する

　抗がん剤の催吐性には強弱があり，予防対策はある程度決まっている．また，この悪心・嘔吐には急性と遅発性，予測性があり，使用する薬剤が異なる．急性の悪心・嘔吐対策の効果は3日間程度であり，投与後3日目以降に遅発性の悪心・嘔吐が発現した場合はドンペリドンやトラベルミン®を処方し，効果が不十分な場合はオランザピンを処方する．オランザピンで眠気が強い場合や糖尿病がある場合はリスペリドンを考慮する．

この症状の人への関わりのポイント

・悪心・嘔吐に対する不安を緩和する．
・必ず軽快することを保証する．
・食事は無理に食べなくてもよく，必要に応じて輸液で対応する．

文　献

1）Okamoto Y, et al: A retrospective chart review of the antiemetic effectiveness of risperidone in refractory opioid-induced nausea and vomiting in advanced cancer patients. J Pain Symptom Manage **34**: 217-222, 2007

（岡本 禎晃）

向精神薬が有効な抗がん剤による悪心・嘔吐

1 抗がん剤に対する基本的な悪心・嘔吐対策

　抗がん剤による悪心・嘔吐は，急性，遅発性，予測性に分類される．

　急性の悪心・嘔吐にはグラニセトロンに代表されるセトロン系（5-HT$_3$受容体拮抗薬）やアプレピタントに代表されるニューロキニン受容体拮抗薬，デキサメタゾンに代表されるコルチコステロイドが予防的に投与される．抗がん剤の催吐性には強弱があり，グラニセトロン単独で対応できるもの，グラニセトロンでは対応が難しくパロノセトロンが必要なもの，セトロン系とデキサメタゾンの併用が必要なもの，アプレピタントを含む3剤併用が必要なものがあり，予防的に投与する．

　遅発性の悪心・嘔吐には，ドンペリドンに代表されるD$_2$受容体拮抗薬，あるいはプロメタジンに代表される抗ヒスタミン薬が選択されるが，難治性の悪心・嘔吐には抗精神病薬が使用される．

　予測性の悪心・嘔吐には一般的に抗不安薬が選択される．

2 遅発性悪心・嘔吐

a 遅発性悪心・嘔吐に対する薬物療法

　化学療法開始翌日以降に発現する遅発性の悪心・嘔吐にはコルチコステロイドや抗ヒスタミン薬，ドパミン受容体拮抗薬が選択される．これらの効果が不十分な場合は，オランザピンを検討するが，糖尿病のある患者にはオランザピンは禁忌である．オランザピンの禁忌症例や傾眠をはじめとする副作用で使用困難な場合は，リスペリドンやペロスピロンを選択する．

　内服が困難な場合は，ハロペリドール注やオランザピン注，プロメタジン注やトラベルミン®注を選択する（すべて適応外使用）．

ⓑ 遅発性悪心・嘔吐を改善するために

　化学療法後の悪心・嘔吐は次回抗がん剤投与以降の予測性悪心・嘔吐に繋がる可能性があるため，早い対応が必要である．悪心・嘔吐の原因を検索し適切に対応する．効果のある治療薬は，次回以降は予防的に投与することも検討する．

　遅発性の悪心・嘔吐の原因で比較的見逃されやすいものとして，化学療法による二次的な便秘がある．この場合は下剤を投与するなど，適切な薬剤を選択する．抗がん剤は便秘の原因になるものがあるが，同時に使用されるセトロン系制吐薬も便秘の原因になる．また，食事摂取量の減少でも便秘は発現する．その他に，電解質異常も悪心・嘔吐の原因となるため，電解質異常の場合は輸液などで補正するなど，制吐薬以外の治療が必要な場合があることを認識する．

3 予測性悪心・嘔吐

ⓐ 予測性悪心・嘔吐の薬物療法

　予測性悪心・嘔吐の可能性が高い場合は，抗不安薬が第1選択である．米国ではロラゼパム使用の報告が多いが，薬理学的にロラゼパムが第1選択になる理由はないため，処方医が使い慣れた抗不安薬を選択する．抗不安作用の強弱は動物実験データがもとであるが，半減期とともに，薬剤選択の際に比較するために使用する（☞ p135 表1 参照）．

　抗不安薬の投与を抗がん剤投与の当日からとするか，前日からとするかは症状に応じて検討する．

ⓑ 予測性悪心・嘔吐を改善するために

　予測性の悪心・嘔吐は，過去の化学療法時の悪心・嘔吐の記憶に関連する場合や，化学療法の継続に関する不安，病気への思いや将来への不安，死の恐怖など様々なものが単独あるいは複合的な原因となっている．

　予測性の悪心・嘔吐は通常，化学療法の回数を重ねると重篤化する．したがって，早い段階での抗不安薬の投与や，予測性悪心・嘔吐の原因となる精神的な問題をケアする必要がある．

　予測性悪心・嘔吐の症状としては，明らかな不安の訴えだけでなく，嗅覚過敏や情緒不安定，不眠など様々なサインがあるので，これらを見逃さないことが重要である．

（岡本 禎晃）

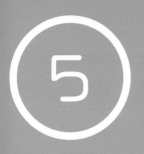

抗ヒスタミン薬

オピオイドによる悪心・嘔吐

・オピオイド投与初期に発現する悪心・嘔吐は，1週間程度で消失する場合と，1ヵ月以上持続する場合がある．
・オピオイドによる悪心・嘔吐は，大きく分けて持続する悪心・嘔吐と体動時の悪心・嘔吐の2種類ある．

症例の背景

60歳女性　子宮体がん

現病歴　子宮体がんの診断のもと手術を施行し，化学療法を施行するも再発．腹痛に対してフェンタニル貼付剤 0.3 mg/24 時を使用し，痛みは緩和されている．

現在の状況　フェンタニル貼付剤の使用で痛みは緩和されているが，悪心の訴えが持続している．

まず行うべきこと，知っておくべきこと

● 24 時間症状が持続しているか（☞ p182 参照）
●オピオイド以外の原因を検索

　オピオイドはそれ自身が悪心・嘔吐の原因となりうるが，オピオイド投与中にオピオイド以外の原因でよく発生する悪心・嘔吐の誘発要因として，便秘やイレウスがある．それらがないかを確認する．また，オピオイド以外の悪心の原因になる薬剤を使用していないかも確認する．

　放射線治療の晩発性の悪心・嘔吐は見逃されやすいので，照射部位に関係なく放射線治療の経験がないか確認する．

初回処方例

ドンペリドン（ナウゼリン®）錠10 mg　1回1錠　1日3回　毎食前

　オピオイドによる悪心・嘔吐にはD_2受容体かH_1受容体が関係している．D_2受容体拮抗薬であるドンペリドンを選択するか，血液脳関門を通過しやすい第1世代の抗ヒスタミン薬を選択するかについてのエビデンスはなく，一方で効果がなければもう一方への変更，あるいは併用とする．

　第2世代の抗ヒスタミン薬は脳内移行が少ないため，悪心・嘔吐には効果が期待できないとされている．

評価のポイント

　効果発現は30分程度である．効果不十分な場合は，他剤への変更を検討する．

対応後の反応

　「マシになった気もしますが，変わらない気もします．まだ，吐き気はあります．食事は食べていないので食後にひどくなるかはわかりませんが，トイレに行こうとすると急にムカムカします」との訴えがあった．

変更後の処方例

プロメタジン（ピレチア®，ヒベルナ®）錠 25 mg　1 回 1 錠　1 日 2 回　朝夕食後または食前

　今回は薬剤性パーキンソニズムの予防薬として使用頻度の高い抗ヒスタミン薬のプロメタジンを選択した.

　ドパミンが関係している悪心・嘔吐は 1 週間前後で消失するが，ヒスタミンが関係する悪心・嘔吐は 1 ヵ月たっても消失しないことがある. 本症例は，経過が長いことと，D_2 受容体に作用するドンペリドンの効果がないことから，抗ヒスタミン薬が適応となる.

　抗ヒスタミン薬の選択としては，プロメタジン以外に動揺病に適応のあるものとしてジフェンヒドラミン・ジプロフィリン配合錠（トラベルミン®錠）があるが，効果・副作用に差はない.

スタッフで共有！

●抗ヒスタミン薬の効果発現は早い

　抗ヒスタミン薬の効果は 30 分程度で発現する. 傾眠傾向の副作用があるので，投与初期には注意が必要である.

●レスキュー薬も悪心・嘔吐の原因となる

　オピオイドの血中濃度との関係をイメージして観察する. レスキュー薬を使用している場合は，レスキュー薬が悪心・嘔吐の原因になっていることがあるため特に注意する.

この症状の人への関わりのポイント

●悪心・嘔吐による不安を緩和する関わりをもつ

　オピオイドによる悪心・嘔吐はノセボ効果*もあり，開始前から副作用を

強調するのはデメリットもある．近年，オピオイドの持続製剤は少量から開始することができるようになり，以前より悪心・嘔吐の発現率は低い．したがって，制吐薬の予防投与も現在は推奨されない．

*ノセボ効果：プラセボ効果は実際には薬効のない薬剤や偽薬でも効果が現れる現象で，ノセボ効果はこれとは反対に，副作用の説明をされると有害作用が出現する現象である．

●患者から症状（悪心・嘔吐）について，できるだけ詳しく聴く

オピオイドによる悪心・嘔吐には，常にムカムカするという訴えと，突然出現するという訴えがあり，適応となる薬剤が異なる（☞ p182 参照）．食後の悪心・嘔吐は，食事が問題ではなく，食事をするための体動（起き上がり）が悪心・嘔吐の原因になることもある．排泄時の悪心・嘔吐は，その原因がにおいなのか，トイレに行くという行為（起き上がり）なのかを判断する．

副作用としての悪心・嘔吐は必ずコントロールするという決意で臨む．

オピオイドによる悪心・嘔吐に対する薬物療法

オピオイドによる悪心・嘔吐の作用メカニズムは，D_2 受容体や化学受容器引金体（CTZ）が関係する持続するものと，H_1 受容体や前庭器が関係するものがある．持続する悪心・嘔吐は D_2 受容体が関係しているため，第1選択はドンペリドンなどである．突然出現するという訴えの場合は，体動時の悪心・嘔吐を疑い抗ヒスタミン薬を投与するが，判断が困難な場合はどちらを先に投与しても差し支えない．ただし，体動時の悪心・嘔吐は2週間以上持続する場合があるので，抗ヒスタミン薬は安易に中止しない．

内服が困難な持続する悪心・嘔吐にはハロペリドール注を選択し，内服が困難な体動時の悪心・嘔吐にはプロメタジン注やトラベルミン®注を選択する．

制吐薬の投与が望ましくない場合は，オピオイドスイッチング（別のオピオイドへ変更）を検討する．

オピオイドによる悪心・嘔吐を改善するために

・悪心・嘔吐の原因を検索する.

・適切な制吐薬を選択する.

・オピオイドによって悪心・嘔吐の程度や頻度に差があるとされているが,
患者にも個人差があるため,訴えを聴いて制吐薬を選択するか,オピオイ
ドスイッチングを検討する.

（岡本 禎晃）

主な向精神薬

一覧

薬剤の選択

本書で取り扱っている薬剤以外にも，古くからある継続処方として，非専門医が一般診療で処方する可能性のあるものを選択している．

商品名・剤形

主に先発品の商品名と剤形について掲載している．

作用機序

作用機序については，当該製品の添付文書，インタビューフォームだけでは不十分と考え，〈田中千賀子ほか（編）：NEW 薬理学，改訂第7版，南江堂，2017〉を参考に記載している．

抗コリン作用

抗コリン作用は論文によって異なるため，今回は ADS〈Carnahan RM, et al：J Clin Pharmacol 46：1481-1486, 2006〉と，CRIDECO〈Ramos H, et al：J Pers Med 12：207, 2022〉を掲載している．

ADS の数値は，level 0（抗コリン作用は知られていない）：0，level 1（受容体結合試験により潜在的な抗コリン作用が示されている）：1，level 2（過量投与により抗コリン作用による有害事象がときおりみられる）：2，level 3（著しい抗コリン作用がみられる）：3，上記文献に掲載なし：―としている．

CRIDECO の数値は，Score 1（Low Potency）：弱，Score 2（Medium Potency）：中，Score 3（High Potency）：強，上記文献に掲載なし：―としている．

適応症（保険適用）

添付文書にある適応症（2023年3月現在）を掲載している．

用法・用量（適応外使用を含む）

本書で取り扱っている症状に対応するために，著者らがそれぞれの経験から最適と考える用法・用量を症状も含めて記載した．適応外使用も含まれているので注意していただきたい．

作用発現時間/効果判定時間

作用発現時間は，用法・用法欄に掲載している症状に対して期待できる作用発現時間を記載している．例えば，抗うつ作用は2週間程度要する薬剤でも，睡眠導入作用は当日から期待できる場合は，「30分程度」というように記載している．

また，効果判定のタイミングについても記載しているので，中止するか増量するかの参考にしていただきたい．

なお，〈仙波純一（訳）：精神科治療薬の考え方と使い方 第3版，メディカル・サイエンス・インターナショナル，2016〉を参考に記載している．

血中消失半減期（$T_{1/2}$）

薬物は吸収された後，代謝・分布の過程を経て排泄される．また，血中濃度と作用（効果・副作用）が相関する薬剤は一部の薬剤に限られる．本書において，あえて $T_{1/2}$ を掲載したのは，他剤との比較や投与間隔についての参考になればとの理由からである．

最高血中濃度到達時間（T_{max}）は血液中の薬物濃度が最高になる時間なので，効果発現時間とは一致しない．効果発現は，最高血中濃度よりも少ない量で効果を発現する薬剤もあれば，複数回，内服しなければいけない薬剤もある．

血中濃度と効果が相関する薬剤の例を図に示す．100 mgの薬剤と200 mgの薬剤があった場合に，200 mgの T_{max} は70分（図中③）で，100 mgは50分（図中②）で，200 mgの方が T_{max} は遅くなるが，効果発現に必要な血中濃度が40 ng/mLであると仮定するならば，効果発現時間は100 mgと200 mgで同じ40分（図中①）になる．

$T_{1/2}$ は最高血中濃度の半分の濃度になるまでの時間を意味する。200 mg の場合は 50 分となる。作用発現に必要な血中濃度が 40 ng/mL であれば，このとき（図中④）の血中濃度は 90 ng/mL なので，作用発現に必要な血中濃度 40 ng/mL の倍以上あることから，$T_{1/2}$ は効果が消失する時間ではないことが分かると思う。また，よく誤解されるのであえて記載するが，$T_{1/2}$ は T_{max} からの時間（④－③）である。

内服してから血中濃度が半減する時間④＝T_{max} ③＋$T_{1/2}$（④－③），つまりこの図の 200 mg の薬剤では $T_{1/2}$ は 50 分だが，血中濃度が最高血中濃度の半分になる時間は，内服してから 120 分後である。

もう一つは，受容体への作用や結合が平衡状態になるのか，半永久的に結合するかでも，作用時間は血中濃度と関係がなくなる。さらに，活性代謝物の存在も効果持続時間には無視できない要素になる。

禁　忌

添付文書にある禁忌（2022 年 10 月現在）を掲載している。

主な代謝経路・阻害・誘導

代謝についてはすべて解明されているわけではないため，添付文書の相互作用と体内動態の項目を参考に記載した。

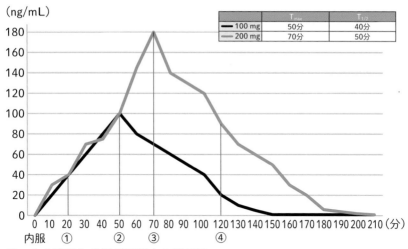

	Tmax	T1/2
100 mg	50分	40分
200 mg	70分	50分

図　血中濃度と効果が相関する薬剤例

成分名	商品名・剤形	作用機序 （関係する受容体）	抗コリン作用		適応症
			ADS	CRIDECO	

セロトニン・ドパミン拮抗薬（SDA）

成分名	商品名・剤形	作用機序	ADS	CRIDECO	適応症
リスペリドン	リスパダール 細粒，錠， OD 錠，内用液	D_2, 5-HT_{2A}, 5-HT_{2C} に加え，D_3, D_4, H_1, α_1 なども阻害	0	弱	❶統合失調症 【細粒，錠 1・2 mg，OD 錠，内用液】❷小児期の自閉スペクトラム症に伴う易刺激性
ペロスピロン塩酸塩水和物	ルーラン 錠	D_2, 5-HT_{2A}, 5-HT_{2C} に加え，D_3, D_4, 5-HT_{1A}, H_1, α_1 なども阻害	—	—	統合失調症
ブロナンセリン	ロナセン 散，錠，テープ	D_2, D_3, 5-HT_{2A}, 5-HT_{2C} に加え，α_1 なども阻害	—	—	統合失調症

多元受容体作用抗精神病薬（MARTA）

成分名	商品名・剤形	作用機序	ADS	CRIDECO	適応症
オランザピン	ジプレキサ 細粒，錠，ザイディス錠，筋注用	D_2 〜 D_4, 5-HT_{2A}, 5-HT_{2C}, H_1, mACh, α_1 などにほぼ同程度の阻害作用を示す	1	中	内服：❶統合失調症．❷双極性障害における躁症状の改善．❸双極性障害におけるうつ症状の改善．❹抗悪性腫瘍薬（シスプラチンなど）投与に伴う消化器症状（悪心・嘔吐） 注射：統合失調症における精神運動興奮
クエチアピンフマル酸塩	セロクエル 細粒，錠	H_1, α_1 を強く阻害し，それに次ぐ強さで D_2, D_3, 5-HT_{1A}, 5-HT_{2A}, mACh などを阻害する	0	中	統合失調症
	ビプレッソ 徐放錠				双極性障害におけるうつ症状の改善
アセナピンマレイン酸塩	シクレスト 舌下錠	D, 5-HT, α, H を幅広く阻害．mACh への親和性は低い	—	弱	統合失調症

用法・用量	作用発現時間/効果判定時間	血中消失半減期（T$_{1/2}$）	禁忌	主な代謝経路・阻害・誘導
せん妄など：1回 0.5〜1 mg, 1日1回より開始. 効果不十分時は 0.5〜1 mg を1時間後に追加 24時間の効果持続を期待する場合は, 1日2回	30分〜1時間程度で効果判定を行い, 効果不十分時は追加投与を検討する	未変化体 3.91 時間, 主代謝物 21.69 時間（錠 1 mg 内服, 健康成人） 未変化体 3.57 時間, 主代謝物 20.91 時間（内用液 1 mg 内服, 健康成人）	昏睡状態. 中枢神経抑制薬の強い影響下. パリペリドン過敏症 **併用禁忌：（共通）**アドレナリン（アナフィラキシーの救急治療を除く）	主に CYP2D6 で代謝, 一部 CYP3A4 関与
せん妄など：1回 4 mg, 1日1回より開始. 効果不十分時は1時間後に 4 mg 追加 24時間の効果持続を期待する場合は, 1日3回	30分〜1時間程度で効果判定を行い, 効果不十分時は追加投与を検討する	α：1〜3時間, β：5〜8時間（8 mg 内服, 健康成人）	昏睡状態. 中枢神経抑制薬の強い影響下 **併用禁忌：**アドレナリン（アナフィラキシーの救急治療を除く）	主に CYP3A4 で代謝
せん妄など **散・錠**：1回 4 mg, 1日1回より開始 効果不十分時は1時間後に 4 mg 追加投与 24時間の効果持続を期待する場合は, 1日2回 **テープ**：1日1回 40 mg, 胸部, 腹部, 背部のいずれかに貼付. 24時間毎. 最大；1日1回 80 mg	**内服**：30分〜1時間程度で効果判定を行い, 効果不十分時は追加投与を検討する **テープ**：貼付後 6〜12時間	10.7 時間（錠 4 mg 内服, 健康成人, 空腹時）	昏睡状態. 中枢神経抑制薬の強い影響下 **併用禁忌：**HIV プロテアーゼ阻害薬, 外用剤を除くアゾール系抗真菌薬, プレジコビックス, スタリビルド, ゲンボイヤ, シムツーザ. アドレナリン（アナフィラキシーの救急治療を除く）	CYP3A4 で代謝
せん妄など **内服**：1日1回 2.5〜5 mg より開始 **注射**：1回 10 mg, 筋注. 効果不十分：前回投与から2時間以上あけて1回 10 mg まで追加可. 追加含め1日2回まで	精神病症状・躁状：1週間以内に改善 認知症状：最長で 16〜20週必要な場合あり 筋注：15〜30分で興奮を軽減	28.5 時間（錠 5 mg 内服, 健康成人, 空腹時） 31.8 時間（錠 5 mg 内服, 健康成人, 食後）	昏睡状態. 中枢神経抑制薬の強い影響下 **【内服のみ】**糖尿病, 糖尿病既往歴 **併用禁忌：**アドレナリン（アナフィラキシーの救急治療を除く）	主に CYP1A2, FMO, グルクロン酸転移酵素で代謝. 一部 CYP2D6 で代謝
せん妄など：1回 25〜50 mg, 1日1回より開始 高齢者の場合は 25 mg 開始 効果不十分時は1回量を追加投与	30分〜1時間程度で効果判定を行い, 効果不十分時は追加投与を検討する	3.24 時間（20 mg 内服, 健康成人, 空腹時）		主に CYP3A4 で代謝
せん妄など：1回 50 mg より開始, 2日以上間隔をあけ 1 回 150 mg へ増量. その後更に2日以上間隔をあけ 1 回 300 mg に増量. いずれも1日1回就寝前, 食後2時間以上あける	せん妄：数日以内 精神病症状・躁状：1週間以内に改善	6.8 時間（50 mg 内服, 健康成人, 空腹時）	オランザピン参照	
せん妄など：1回 5 mg, 舌下, 1日1回から開始. 投与後 10 分間は飲食を避ける	30分〜1時間程度で効果判定を行い, 効果不十分時は追加投与を検討する	17.1 時間（5 mg 舌下投与, 健康成人）	昏睡状態. 中枢神経抑制薬の強い影響下. 重度の肝障害（Child-Pugh 分類 C） **併用禁忌：**アドレナリン（アナフィラキシーの救急治療を除く）	主に CYP1A2 で代謝, CYP2D6 を軽度に阻害. CYP3A4 も関与. UGT1A4 でグルクロン酸抱合

成分名	商品名・剤形	作用機序 (関係する受容体)	抗コリン作用		適応症
			ADS	CRIDECO	
フェノチアジン系抗精神病薬					
クロルプロマジン塩酸塩	**ウインタミン** 　細粒 **コントミン** 　錠, 筋注	$D_1 \sim D_4$, 5-HT$_{2A}$, 5-HT$_{2C}$, H$_1$, mACh, α_1 など多くの受容体を阻害	3	強	統合失調症. 躁病. 神経症における不安・緊張・抑うつ. 悪心・嘔吐. 吃逆. 破傷風に伴う痙攣. 麻酔前投薬. 人工冬眠. 催眠・鎮静・鎮痛薬の効力増強
レボメプロマジン	**ヒルナミン** 　散, 細粒, 錠, 筋注	$D_1 \sim D_3$, 5-HT$_{2A}$, H$_1$, mACh, α_1 など多くの受容体を阻害	—	強	統合失調症. 躁病. うつ病における不安・緊張
ブチロフェノン系抗精神病薬					
ハロペリドール	**セレネース** 　細粒, 錠, 　内服液, 注	$D_2 \sim D_4$ に加え, 5-HT$_{2A}$, α_1 なども阻害	0	弱	統合失調症. 躁病
ベンザミド系抗精神病薬					
スルピリド	**ドグマチール** 　細粒, 錠, 　カプセル, 筋注	主に $D_2 \sim D_4$ を阻害	—	—	【細粒・50 mg 錠・カプセル❶❷❸, 100 mg・200 mg 錠❶❷, 50 mg 注❶❸, 100 mg 注❶】 ❶統合失調症. ❷うつ病・うつ状態. ❸胃・十二指腸潰瘍
チアプリド塩酸塩	**グラマリール** 　細粒, 錠	D 受容体, とりわけ D_2 に強い選択的阻害作用を示す	—	—	❶脳梗塞後遺症に伴う攻撃的行為, 精神興奮, 徘徊, せん妄の改善. ❷特発性ジスキネジア. ❸パーキンソニズムに伴うジスキネジア

用法・用量	作用発現時間/効果判定時間	血中消失半減期 (T$_{1/2}$)	禁忌	主な代謝経路・阻害・誘導
夜間せん妄などへの対応，間欠的鎮静（適応外）：25 mg を生理食塩水 50 mL に溶解して 1 時間で点滴静注	点滴中〜終了後 1 時間程度	α：2.5 時間，β：11.7 時間（50 mg 内服，健康成人）	昏睡状態，循環虚脱状態．中枢神経抑制薬の強い影響下．フェノチアジン系薬過敏症　**併用禁忌**：アドレナリン（アナフィラキシーの救急治療を除く）	CYP2D6 で代謝
夜間せん妄への対応，間欠的鎮静（適応外）：25 mg を生理食塩水 50 mL に溶解して 1 時間で点滴静注	点滴中〜終了後 1 時間程度	15 〜 30 時間（50 mg 内服，患者）	クロルプロマジン参照	CYP2D6 で代謝
不穏時（適応外）：2 mg を生理食塩水 50 mL に溶解して 30 分で点滴静注または持続皮下注．その後は 2 〜 5 mg/日を 24 時間持続皮下注	点滴終了後 1 時間以内	51.6 時間（1.5 mg 内服，健康成人，空腹時）α：0.19 時間，β：14.1 時間（10 mg 静注，健康成人）	昏睡状態．中枢神経抑制薬の強い影響下．重症心不全．パーキンソン病またはレビー小体型認知症．ブチロフェノン系薬過敏症．妊婦．**併用禁忌**：アドレナリン（アナフィラキシーの救急治療を除く）	CYP2D6・3A4 で代謝
食欲不振・うつ傾向（適応外）：1 回 50 mg 内服，1 日 2 〜 3 回	食欲改善は翌日，うつ傾向改善は数日以内	8.0 時間（錠 100 mg 内服，健康成人）	褐色細胞腫の疑い．プロラクチン分泌性下垂体腫瘍	該当資料なし
❶❷❸ 1 日 75 〜 150 mg，3 回分服　❶では 6 週間で効果がない場合は中止．❸では 1 日 1 回 25 mg からの開始が望ましい	❶：投与 3 日後より有意に改善を示した報告あり　❷❸：投与後 1 週に有効性が認められた	3.91 時間（錠 100 mg 内服，健康成人）	プロラクチン分泌性下垂体腫瘍	ほとんど代謝されない

成分名	商品名・剤形	作用機序 （関係する受容体）	抗コリン作用 ADS	抗コリン作用 CRIDECO	適応症
ドパミン受容体部分作動薬（DPA）					
アリピプラゾール	**エビリファイ** 散，錠，OD 錠，内用液，持続性水懸筋注，持続性水懸筋注シリンジ	D_2，D_3，5-HT$_{1A}$ に対して部分アゴニストとして作用．5-HT$_{2A}$，5-HT$_{2C}$ に対しては阻害作用を示す	—	弱	**共通：❶**統合失調症 **内服：❷**双極性障害における躁症状の改善 **内服（24 mgOD 錠除く）：❸**うつ病・うつ状態（既存治療で十分な効果が認められない場合），**❹**小児期の自閉スペクトラム症に伴う易刺激性 **注射：❺**双極 I 型障害における気分エピソードの再発・再燃抑制
ブレクスピプラゾール	**レキサルティ** 錠，OD 錠	アリピプラゾールと作用は同様（ただしアリピプラゾールと比べて 5-HT$_{1A}$ へのアゴニスト作用，5-HT$_{2A}$ への阻害作用は強く，D_2 へのアゴニスト作用は弱い）	—	—	統合失調症
三環系抗うつ薬（TCA）					
アミトリプチリン塩酸塩	**トリプタノール** 錠	クロミプラミン参照（ただし，5-HT$_3$ 刺激作用はない）	3	強	**❶**精神科領域におけるうつ病・うつ状態．**❷**夜尿症．**❸**末梢性神経障害性疼痛
ノルトリプチリン塩酸塩	**ノリトレン** 錠	5-HT 再取り込み阻害に比べ，NA 再取り込み阻害作用が強い．他にも MT$_1$，MT$_2$，H$_1$，α_1，D_2 を阻害する（ただしこれらの阻害作用はクロミプラミン，アミトリプチリンなどよりは基本的に弱い）	3	強	精神科領域におけるうつ病・うつ状態
クロミプラミン塩酸塩	**アナフラニール** 錠，点滴静注液	NA 再取り込み阻害に比べ，5-HT 再取り込み阻害作用が強い．他にも MT$_1$，MT$_2$，H$_1$，α_1，D_2 などの阻害作用も強い	3	強	**❶**精神科領域におけるうつ病・うつ状態 **錠のみ：❷**遺尿症．**❸**ナルコレプシーに伴う情動脱力発作

用法・用量	作用発現時間/効果判定時間	血中消失半減期（$T_{1/2}$）	禁忌	主な代謝経路・阻害・誘導
❶（内服）開始量 1 日 6 〜 12 mg, 維持量 1 日 6 〜 24 mg, 1 〜 2 回分服 最大：1 日 30 mg ❶❺（注射）1 回 400 mg, 4 週に 1 回殿部筋肉または三角筋に筋注. 症状, 忍容性に応じ 1 回 300 mg に減量. 初回後は 2 週間を目途に本剤内服を併用 ❷開始量 1 日 1 回 24 mg, 維持量 1 日 1 回 12 〜 24 mg 最大：1 日 30 mg ❸（SSRI または SNRI などの抗うつ薬と併用）1 日 1 回 3 mg. 増量幅は 1 日量として 3 mg, 1 日量は 15 mg を超えない ❹開始量 1 日 1 回 1 mg, 維持量 1 日 1 回 1 〜 15 mg. 増量幅は 1 日量として 3 mg, 1 日量は 15 mg を超えない	精神病症状・躁症状：1 週間以内に改善 治療抵抗性：最長で 16 〜 20 週必要な場合あり	β：61 時間（錠 6 mg 内服, 健康成人, 空腹時）	昏睡状態. 中枢神経抑制薬の強い影響下 **併用禁忌：（共通）**アドレナリン（アナフィラキシーの救急治療を除く）. **（注射のみ）**クロザピン	CYP3A4・2D6 で代謝. P-gp, BCRP 阻害
1 日 1 回 1 mg から開始, 4 日以上間隔をあけ, 1 日 1 回 2 mg に増量	1 週間程度で効果判定	56.5 時間（1 mg 内服, 健康成人, 空腹時）	昏睡状態. 中枢神経抑制薬の強い影響下 **併用禁忌：**アドレナリン（アナフィラキシーの救急治療を除く）	CYP3A4・2D6 で代謝
❶初期量 1 日 30 〜 75 mg, 1 日 150 mg まで漸増, 分服. 稀に 300 mg まで増量 ❷ 1 日 10 〜 30 mg, 就寝前 ❸ 1 日 10 mg, 1 日最大 150 mg	不眠・不安：効果はただちに出現することがある その他：ただちには効果は起こらずしばしば 2 〜 4 週遅れる	31 時間（活性代謝物）	閉塞隅角緑内障. 三環系抗うつ薬過敏症. 心筋梗塞回復初期. 尿閉（前立腺疾患など） **併用禁忌：**MAO 阻害薬投与中・中止後 14 日以内	主に CYP2D6, 一部 CYP3A4・2C19・1A2 で代謝
1 回 10 〜 25 mg を 1 日 3 回, または 1 日量 2 回分服 最大：1 日 150 mg, 2 〜 3 回分服	不眠・不安：効果はただちに出現することがある その他：ただちには効果は起こらずしばしば 2 〜 4 週遅れる	26.7 時間（25 mg 内服, 健康成人, 空腹時）	アミトリプチリン参照	主に CYP2D6, 一部 CYP2C19 で代謝
内服：❶ 1 日 50 〜 100 mg, 1 〜 3 回分服, 最大；1 日 225 mg ❷ 6 歳未満；1 日 10 〜 25 mg, 6 歳以上；1 日 20 〜 50 mg, 1 〜 2 回分服 ❸ 1 日 10 〜 75 mg, 1 〜 3 回分服 **注射：**❶ 1 日 1 回 25 mg, 点滴静注, その後漸増し, 1 回 75 mg まで可	不眠・不安：効果はただちに出現することがある その他：1 〜 2 週間程度	β：21 時間（1 mg/kg 内服, 健康成人）	アミトリプチリン参照 + QT 延長症候群	主に CYP2D6 で代謝, 他に CYP1A2・3A4・2C19 関与

成分名	商品名・剤形	作用機序 (関係する受容体)	抗コリン作用		適応症
			ADS	CRIDECO	
四環系抗うつ薬					
ミアンセリン塩酸塩	テトラミド 錠	主にNA再取り込み阻害作用が強い. また, $5-HT_2$, α_1, H_1阻害作用に加え, α_2受容体を介してのNA放出作用を有する	—	—	うつ病・うつ状態
選択的セロトニン再取り込み阻害薬 (SSRI)					
セルトラリン塩酸塩	ジェイゾロフト 錠, OD錠	5-HT再取り込みを選択的に阻害. 弱いドパミン再取り込み阻害作用も示す. また$5-HT_2$及び$5-HT_3$刺激作用も有する	1	弱	うつ病・うつ状態. パニック障害. 外傷後ストレス障害
エスシタロプラムシュウ酸塩	レクサプロ 錠	5-HT再取り込みを選択的に阻害. また$5-HT_2$及び$5-HT_3$刺激作用も有する	0	弱	うつ病・うつ状態. 社会不安障害
パロキセチン塩酸塩水和物	パキシル 錠	5-HT再取り込みを選択的に阻害. 弱いNA再取り込み阻害作用も示す. また弱いMT_1及びMT_2拮抗作用, 弱いH_1, $5-HT_2$及びD_2拮抗作用, $5-HT_2$及び$5-HT_3$刺激作用も有する	1	中	❶うつ病・うつ状態. ❷パニック障害. ❸強迫性障害. ❹社会不安障害. ❺外傷後ストレス障害
	パキシルCR 徐放錠				うつ病・うつ状態
フルボキサミンマレイン酸塩	デプロメール 錠	5-HT再取り込みを選択的に阻害. また$5-HT_2$及び$5-HT_3$刺激作用も有する	1	弱	❶うつ病・うつ状態, 強迫性障害, 社会不安障害. ❷小児の強迫性障害
	ルボックス 錠				

用法・用量	作用発現時間/効果判定時間	血中消失半減期（$T_{1/2}$）	禁忌	主な代謝経路・阻害・誘導
不眠（適応外）：1回10 mgから開始	不眠・不安：効果はただちに出現することがある うつ病：ただちには効果は起こらずしばしば2〜4週遅れる	18時間（30 mg内服、健康成人）	**併用禁忌**：MAO阻害薬	CYP1A2・2D6・3A4で代謝
初期量1日1回25 mg, 1日1回100 mgまで漸増. 1日100 mgを超えない	ただちには効果は起こらずしばしば2〜4週遅れる. 治療開始の初期に気力や活動性の増大を経験する場合もある	24.1時間（100 mg内服、健康成人、食後）	**併用禁忌**：MAO阻害薬投与中・中止後14日以内	主にCYP2C19・2C9・2B6・3Aで代謝
1日1回10 mg, 夕食後. 1週間以上間隔をあけて増量. 1日20 mgを超えない	ただちには効果は起こらずしばしば2〜4週遅れる	27.7時間〔10 mg内服、健康成人（CYP2C19 extensive metabolizer), 空腹時〕 51.2時間〔10 mg内服、健康成人（CYP2C19 poor metabolizer), 空腹時〕	先天性QT延長症候群 **併用禁忌**：MAO阻害薬投与中・中止後14日以内	主にCYP2C19で代謝. CYP2D6・3A4も代謝に関与
いずれも1日1回夕食後 ❶20〜40 mg. 1回10〜20 mgより開始し、1週毎に10 mg/日増量、1日40 mgまで ❷30 mg. 1回10 mgより開始し、1週毎に10 mg/日増量、1日30 mgまで ❸40 mg. 1回20 mgより開始し、1週毎に10 mg/日増量、1日50 mgまで ❹20 mg. 1回10 mgより開始し、1週毎に10 mg/日ずつ増量、1日40 mgまで ❺20 mg. 1回10〜20 mgより開始し、1週毎に10 mg/日ずつ増量、1日40 mgまで	ただちには効果は起こらずしばしば2〜4週遅れる. 治療開始の初期に不眠や不安の軽減を経験する場合もある	14.35時間（20 mg内服、健康成人）	**併用禁忌**：MAO阻害薬投与中・中止後14日以内	主にCYP2D6で代謝、阻害
1日1回12.5 mgを初期量とし、25 mgに増量（夕食後）. 増量は1週間以上間隔をあけ1日12.5 mgずつ. 1日50 mgを超えない		13.42時間（25 mg内服、健康成人）		
❶初期量1日50 mg, 1日150 mgまで増量、2回分服 ❷8歳以上：1日1回25 mg, 就寝前から開始. 1週間以上間隔をあけ1日50 mg, 2回分服（朝・就寝前）. 1週間以上間隔をあけ1日25 mgずつ増量、1日150 mgを超えない	ただちには効果は起こらずしばしば2〜4週遅れる. 治療開始の初期に不眠や不安の軽減を経験する場合もある	9.83時間（50 mg内服、健康成人）	**併用禁忌**：MAO阻害薬投与中・中止後14日以内、メラトニン、ラメルテオン、チザニジン	主にCYP2D6で代謝. CYP1A2・2C9・2C19・2D6・3A4を阻害（特にCYP1A2・2C19阻害作用は強い）

成分名	商品名・剤形	作用機序 （関係する受容体）	抗コリン作用		適応症
			ADS	CRIDECO	
セロトニン・ノルアドレナリン再取り込み阻害薬（SNRI）					
デュロキセチン塩酸塩	サインバルタ カプセル	5-HT 再取り込みと NA 再取り込みを選択的に阻害. 5-HT 阻害作用の方が強い. また 5-HT$_2$ 及び 5-HT$_3$ 刺激作用も有する	0	—	❶うつ病・うつ状態 以下に伴う疼痛：❷糖尿病性神経障害，❸線維筋痛症，❹慢性腰痛症，❺変形性関節症
ベンラファキシン塩酸塩	イフェクサー SR 徐放カプセル	5-HT 再取り込みと NA 再取り込みを選択的に阻害. 5-HT 阻害作用の方が強い. また 5-HT$_2$ 及び 5-HT$_3$ 刺激作用も有する	0	弱	うつ病・うつ状態
ミルナシプラン塩酸塩	トレドミン 錠	5-HT 再取り込みと NA 再取り込みを選択的に阻害. NA 阻害作用の方が強い. また 5-HT$_2$ 及び 5-HT$_3$ 刺激作用も有する	—	—	うつ病・うつ状態
ノルアドレナリン作動性・特異的セロトニン作動性抗うつ薬（NaSSA）					
ミルタザピン	リフレックス 錠 レメロン 錠	α_2, 5-HT$_2$ を阻害. また，α_1, H$_1$, 5-HT$_3$ 拮抗作用も有する	0	弱	うつ病・うつ状態
セロトニン再取り込み阻害・セロトニン受容体調節薬（S-RIM）					
ボルチオキセチン臭化水素酸塩	トリンテリックス 錠	5-HT 再取り込み阻害作用に加え, 5-HT$_3$, 5-HT$_7$, 5-HT$_{1D}$ を阻害, 5-HT$_{1B}$ に対して部分アゴニスト, 5-HT$_{1A}$ に対してアゴニストとして作用する	—	—	うつ病・うつ状態
その他の抗うつ薬					
トラゾドン塩酸塩	レスリン 錠 デジレル 錠	5-HT 再取り込み阻害作用に加え, 5-HT$_{2A}$・5-HT$_{2C}$・H$_1$・α_1 受容体阻害作用を示す	0	弱	うつ病・うつ状態

用法・用量	作用発現時間/効果判定時間	血中消失半減期（T$_{1/2}$）	禁忌	主な代謝経路・阻害・誘導
❶❷ 1 日 1 回 40 mg, 朝食後. 1 日 20 mg より開始し, 増量は 1 週間以上間隔をあけて 1 日 20 mg ずつ. 効果不十分時は 1 日 60 mg まで増量可 ❸❹❺ 1 日 1 回 60 mg, 朝食後. 1 日 20 mg より開始し, 増量は 1 週間以上間隔をあけて 1 日 20 mg ずつ（❺は 3 ヵ月以上疼痛を有する患者のみ投与を考慮）	❶❷ ただちには効果は起こらず, しばしば 2 ～ 4 週遅れる. 神経障害性疼痛は 1 週以内に軽減できるが, 作用開始に時間がかかりうる ❸❹❺ 1 週間程度	β：10.56 時間（40 mg 内服, 健康成人, 食後）	高度肝・腎障害. コントロール不良の閉塞隅角緑内障 **併用禁忌**：MAO 阻害薬投与中・中止後 14 日以内	CYP1A2・2D6 で代謝. CYP2D6 を競合阻害
初期量 1 日 1 回 37.5 mg, 1 週間後より 1 日 1 回 75 mg, 食後. 増量は 1 週間以上間隔をあけて 1 日 75 mg ずつ, 1 日 225 mg を超えない	ただちには効果は起こらずしばしば 2 ～ 4 週遅れる	9.3 時間（未変化体）, 11.8 時間（活性代謝物）（37.5 mg 内服, 健康成人, 空腹中）	重度の肝障害（Child-Pugh 分類 C）・腎障害（糸球体濾過量 15 mL/分未満）, 透析 **併用禁忌**：MAO 阻害薬投与中・中止後 14 日以内	主に CYP2D6, 一部 CYP3A4 で代謝
初期量 1 日 25 mg, 1 日 100 mg まで漸増, 食後 1 日 2 ～ 3 回に分割 高齢者：初期量 1 日 25 mg, 1 日 60 mg まで漸増, 食後 1 日 2 ～ 3 回に分割	ただちには効果は起こらずしばしば 2 ～ 4 週遅れる	β：8.2 時間（25 mg 内服, 健康成人, 食後）	尿閉（前立腺疾患など） **併用禁忌**：MAO 阻害薬投与中・中止後 14 日以内	グルクロン酸抱合で代謝
初期量 1 日 15 mg とし, 1 日 1 回 15 ～ 30 mg を就寝前. 増量は 1 週間以上間隔をあけて 1 日 15 mg ずつ. 1 日 45 mg を超えない	不安や不眠に対する作用は投与開始ただちに始まりうる. うつ病に対してはただちには効果は起こらずしばしば 1 ～ 2 週遅れる	31.7 時間（15 mg 内服, 健康成人）	**併用禁忌**：MAO 阻害薬投与中・中止後 14 日以内	CYP1A2・2D6・3A4 で代謝
1 日 1 回 10 mg. 1 日 20 mg を超えない範囲で増減, 増量は 1 週間以上間隔をあける CYP2D6 阻害薬併用中または CYP2D6 の poor metabolizer：最大 1 日 10 mg	ただちには効果は起こらず, しばしば 2 ～ 4 週遅れる	67.63 時間（10 mg 内服, 健康成人, 空腹時）	**併用禁忌**：MAO 阻害薬投与中・中止後 14 日以内	CYP2D6・3A4/5・2C19・2C9・2A6・2C8・2B6 で代謝
不眠（適応外）：1 回 25 mg から開始	不眠に対する作用は投与開始後ただちに始まる. うつ病に対してはただちには効果は起こらずしばしば 2 ～ 4 週遅れる	6.8 時間（100 mg 内服, 健康成人, 食後）	―	CYP3A4・2D6 で代謝

成分名	商品名・剤形	作用機序 （関係する受容体）	抗コリン作用		適応症
			ADS	CRIDECO	
ベンゾジアゼピン（チエノジアゼピン）系抗不安薬（短時間作用型）					
クロチア ゼパム	リーゼ 顆粒，錠	GABA 神経系に存在するベン ゾジアゼピン結合部位に作用 する	―	―	❶心身症の身体症候・不安・緊張・心気・抑 うつ・睡眠障害．自律神経失調症のめまい・ 肩こり・食欲不振．❷麻酔前投薬
エチゾラ ム	デパス 細粒，錠	クロチアゼパム参照	―	―	神経症の不安・緊張・抑うつ・神経衰弱症状・ 睡眠障害．うつ病の不安・緊張・睡眠障害． 心身症の身体症候・不安・緊張・抑うつ・睡 眠障害．統合失調症の睡眠障害．頸椎症・腰 痛症・筋収縮性頭痛の不安・緊張・抑うつ・ 筋緊張
ベンゾジアゼピン系抗不安薬（中間作用型）					
ロラゼパ ム	ワイパックス 錠	クロチアゼパム参照	1	弱	神経症・心身症の不安・緊張・抑うつ，心身 症の身体症候
アルプラ ゾラム	コンスタン 錠	クロチアゼパム参照	1	弱	心身症の身体症候・不安・緊張・抑うつ・睡 眠障害
	ソラナックス 錠				
ブロマゼ パム	レキソタン 細粒，錠	クロチアゼパム参照			内服：❶神経症の不安・緊張・抑うつ・強迫・ 恐怖，うつ病の不安・緊張．❷心身症の身体 症候・不安・緊張・抑うつ・睡眠障害．❸麻 酔前投薬 坐剤：麻酔前投薬
	ブロマゼパム「サ ンド」 細粒，錠，坐剤				
ベンゾジアゼピン系抗不安薬（長時間作用型）					
ジアゼパ ム	セルシン 散，錠，シロッ プ，注射液	クロチアゼパム参照	1	弱	内服：❶神経症・うつ病・心身症の不安・緊 張・抑うつ．❷脳脊髄疾患に伴う筋痙攣・疼 痛の筋緊張軽減．❸麻酔前投薬 注射：神経症の不安・緊張．抑うつ．麻酔前， 麻酔導入時，麻酔中，術後，アルコール依存 症の禁断症状，分娩時の不安・興奮・抑うつ 軽減．てんかん様重積状態の痙攣抑制．（ホ リゾンのみ）有機リン中毒・カーバメート中 毒の痙攣抑制
	ホリゾン 散，錠，注射液				
ベンゾジアゼピン系抗不安薬（超長時間作用型）					
ロフラゼ プ酸エチ ル	メイラックス 細粒，錠	クロチアゼパム参照	―	―	心身症・神経症の不安・緊張・抑うつ・睡眠 障害
セロトニン 5-HT$_{1A}$ 部分作動薬					
タンドス ピロンク エン酸塩	セディール 錠	5-HT$_{1A}$ に選択的に作用する	―	―	心身症の身体症候・抑うつ・不安・焦躁・睡 眠障害．神経症の抑うつ・恐怖

用法・用量	作用発現時間/ 効果判定時間	血中消失半減期 ($T_{1/2}$)	禁忌	主な代謝経路・ 阻害・誘導
❶ 1 日 15 ～ 30 mg, 3 回分服 ❷ 1 回 10 ～ 15 mg, 就寝前または手術前	不安に対する頓用の場合は 30 分程度で効果判定可能	6.29 時間（5 mg 内服, 健康成人）	重症筋無力症. 急性閉塞隅角緑内障	該当資料なし
神経症, うつ病：1 日 3 mg, 3 回分服 心身症, 頸椎症, 腰痛症, 筋収縮性頭痛：1 日 1.5 mg, 3 回分服 睡眠障害：1 日 1 回 1 ～ 3 mg, 就寝前 高齢：1 日 1.5 mg まで	不安に対する頓用の場合は 30 分程度で効果判定可能	6.3 時間(2 mg 内服, 健康成人, 食後)	クロチアゼパム参照	CYP2C9・3A4 で代謝
1 日 1 ～ 3 mg, 2 ～ 3 回分服	不安に対する頓用の場合は 30 分程度で効果判定可能	12 時間(1 mg 内服, 健康成人)	クロチアゼパム参照	主にグルクロン酸抱合にて代謝
1 回 0.4 mg, 1 日 3 回 最大：1 日 2.4 mg, 3 ～ 4 回分服 高齢：1 回 0.4 mg, 1 日 1 ～ 2 回から開始, 1 日 1.2 mg まで	不安に対する頓用の場合は 30 分程度で効果判定可能	14 時間（0.4 mg 内服, 健康成人）	クロチアゼパム参照 **併用禁忌**：HIV プロテアーゼ阻害薬	CYP3A で代謝
内服： ❶ 1 日 6 ～ 15 mg, 2 ～ 3 回分服 ❷ 1 日 3 ～ 6 mg, 2 ～ 3 回分服 ❸ 1 回 5 mg, 就寝前または手術前 坐剤： 1 回 3 mg, 手術前夜または麻酔前	不安に対する頓用の場合は 30 分程度で効果判定可能	20 時間(6 mg 内服, 健康成人) 22.68 時間（3 mg 直腸内投与）	クロチアゼパム参照	該当資料なし
内服： ❶ 1 回 2 ～ 5 mg, 1 日 2 ～ 4 回. 外来患者には原則 1 日 15 mg 以内. 3 歳以下；1 日 1 ～ 5 mg, 4 ～ 12 歳：1 日 2 ～ 10 mg, 1 ～ 3 回分服 ❷ 1 回 2 ～ 10 mg, 1 日 3 ～ 4 回 ❸ 1 回 5 ～ 10 mg, 就寝前または手術前 注射： 初回 10 mg, できるだけ緩徐に筋・静注. 以後 3 ～ 4 時間毎	初回投与である程度ただちに緩和効果が見られる. 最大の治療効果を得るには, 毎日の投与で数週かかりうる	58.8 ～ 68.8 時間（5 mg 内服, 健康成人）	重症筋無力症. 急性閉塞隅角緑内障 **注射のみ**：ショック, 昏睡, バイタルサインの悪い急性アルコール中毒 **併用禁忌**：リトナビル	CYP2C19・2B6・3A4・3A5・2C8・2C9 で代謝
1 日 2 mg, 1 ～ 2 回分服	不安に対する頓用の場合は 30 分程度で効果判定可能	122 時間（活性代謝物）(2 mg 内服, 健康成人)	クロチアゼパム参照＋ベンゾジアゼピン系薬過敏症	CYP3A4 で代謝
1 日 30 mg, 3 回分服. 1 日 60 mg まで可	不安に対する頓用の場合は 30 分程度で効果判定可能	1.4 時間（20 mg 内服, 健康成人, 食後）	—	CYP3A4・2D6 で代謝

成分名	商品名・剤形	作用機序 （関係する受容体）	抗コリン作用		適応症
			ADS	CRIDECO	
ベンゾジアゼピン系睡眠導入薬（超短時間作用型）					
トリアゾラム	ハルシオン 錠	クロチアゼパム参照	1	弱	❶不眠症．❷麻酔前投薬
ベンゾジアゼピン系睡眠導入薬（短時間作用型）					
ブロチゾラム	レンドルミン 錠，D錠	クロチアゼパム参照	—	—	❶不眠症．❷麻酔前投薬
リルマザホン塩酸塩水和物	リスミー 錠	クロチアゼパム参照	—	—	❶不眠症．❷麻酔前投薬
ベンゾジアゼピン系睡眠導入薬（中間作用型）					
フルニトラゼパム	サイレース 錠，静注	クロチアゼパム参照	—	—	内服：不眠症，麻酔前投薬 注射：❶全身麻酔の導入．❷局所麻酔時の鎮静
エスタゾラム	ユーロジン 散，錠	クロチアゼパム参照	1	弱	❶不眠症．❷麻酔前投薬
ベンゾジアゼピン系睡眠導入薬（長時間作用型）					
クアゼパム	ドラール 錠	クロチアゼパム参照	—	—	❶不眠症．❷麻酔前投薬
非ベンゾジアゼピン系睡眠導入薬（超短時間作用型）					
ゾルピデム酒石酸塩	マイスリー 錠	ベンゾジアゼピン受容体のサブタイプであるω_1に選択的に作用する	0	—	不眠症（統合失調症・躁うつ病の不眠症除く）

用法・用量	作用発現時間/効果判定時間	血中消失半減期 ($T_{1/2}$)	禁忌	主な代謝経路・阻害・誘導
❶ 1 回 0.25 〜 0.5 mg，就寝前 高齢：1 回 0.125 〜 0.25 mg ❷ 手術前夜：1 回 0.25 〜 0.5 mg，就寝前	通常 30 分以内に効果が生じる	2.91 時間（0.5 mg 内服，健康成人）	急性閉塞隅角緑内障．重症筋無力症．本剤で睡眠随伴症状（異常行動）発現歴 **併用禁忌**：HIV プロテアーゼ阻害薬，コビシスタット含有製剤，パキロビッド，エファビレンツ，ミコナゾール，フルコナゾール，ホスフルコナゾール，ボリコナゾール，ポサコナゾール，イトラコナゾール	CYP3A4 で代謝
❶ 1 回 0.25 mg，就寝前 ❷ 手術前夜：1 回 0.25 mg を就寝前，麻酔前：1 回 0.5 mg	通常 30 分以内に効果が生じる	7 時間（0.25 mg 内服，健康成人）	急性閉塞隅角緑内障．重症筋無力症	CYP3A4 で代謝
❶ 1 回 1 〜 2 mg，就寝前 ❷ 1 回 2 mg，就寝前または手術前 高齢：1 回 2 mg まで	通常 30 分以内に効果が生じる	10.5 時間（総活性代謝物）（2 mg 内服，健康成人）	ブロチゾラム参照	CYP3A4 で代謝
内服： 1 回 0.5 〜 2 mg，就寝前または手術前．高齢：1 回 1 mg まで **注射**： ❶ 0.02 〜 0.03 mg/kg ❷ 0.01 〜 0.03 mg/kg 必要に応じ初回量の半量〜同量を追加可	通常 30 分以内に効果が生じる	21.2 時間（2 mg 内服，健康成人，空腹時）	ブロチゾラム参照	該当資料なし
❶ 1 回 1 〜 4 mg ❷ 手術前夜：1 回 1 〜 2 mg を就寝前，麻酔前：1 回 2 〜 4 mg	通常 30 分以内に効果が生じる	24 時間（4 mg 内服，健康成人）	重症筋無力症 **併用禁忌**：リトナビル	CYP3A4 で代謝
❶ 1 回 20 mg，就寝前．1 日最高 30 mg ❷ 1 回 15 〜 30 mg，就寝前．1 日最高 30 mg	通常 30 分以内に効果が生じる	36.6 時間（15 mg 内服，健康成人，空腹時）	急性閉塞隅角緑内障．重症筋無力症．睡眠時無呼吸症候群 **併用禁忌**：リトナビル，食物	CYP2C9・3A4 で代謝
1 回 5 〜 10 mg，就寝直前（高齢者は 1 回 5 mg から）．1 日 10 mg まで	通常 30 分以内に効果が生じる	2.06 時間（5 mg 内服，健康成人，空腹時）	重篤な肝障害，重症筋無力症，急性閉塞隅角緑内障．本剤で睡眠随伴症状（異常行動）発現歴	主に CYP3A4，一部 CYP2C9・1A2 で代謝

主な向精神薬一覧

成分名	商品名・剤形	作用機序 （関係する受容体）	抗コリン作用 ADS	抗コリン作用 CRIDECO	適応症
ゾピクロン	アモバン 錠	GABA 神経系に存在するベンゾジアゼピン結合部位に作用する．ω_1 選択性が高い	0	—	不眠症，麻酔前投薬
エスゾピクロン	ルネスタ 錠	ゾピクロン参照	—	—	不眠症
メラトニン受容体作動薬					
ラメルテオン	ロゼレム 錠	メラトニン受容体の MT_1 および MT_2 の両方に対し作用する	—	—	不眠症における入眠困難の改善
オレキシン受容体拮抗薬					
スボレキサント	ベルソムラ 錠	オレキシン受容体の OX_1 及び OX_2 の両方に対し阻害作用を示す	—	—	不眠症
レンボレキサント	デエビゴ 錠	OX_1 及び OX_2 の両方に対し阻害作用を示す．特に OX_2 を強く阻害する	—	—	不眠症
抗痙攣薬（ベンゾジアゼピン系）					
クロナゼパム	リボトリール 細粒, 錠 ランドセン 細粒, 錠	GABA 神経系に存在するベンゾジアゼピン結合部位に作用する	1	弱	小型（運動）発作，精神運動発作，自律神経発作
ジアゼパム	ダイアップ 坐剤	クロナゼパム参照	1	弱	小児の熱性痙攣およびてんかんの痙攣発作の改善
抗痙攣薬（主に Na^+ チャネル阻害）					
カルバマゼピン	テグレトール 細粒, 錠	神経細胞の電位依存性 Na^+ チャネルを阻害する	2	中	❶てんかん（精神運動発作，大発作など），❷躁病，躁うつ病の躁状態，統合失調症の興奮状態．❸三叉神経痛

用法・用量	作用発現時間/効果判定時間	血中消失半減期 (T$_{1/2}$)	禁忌	主な代謝経路・阻害・誘導
1回7.5〜10 mgを就寝前または手術前, 10 mgを超えない 高齢：1回3.75 mgから開始	通常30分以内に効果が生じる	3.66 時間（7.5 mg 内服，健康成人）	エスゾピクロン過敏症. 重症筋無力症. 急性閉塞隅角緑内障. 本剤で睡眠随伴症状（異常行動）発現歴	主にCYP3A4，一部CYP2C8で代謝
1回2 mg, 就寝前. 3 mgを超えない 高齢：1回1 mg, 就寝前. 2 mgを超えない	通常30分以内に効果が生じる	5.08 時間（2 mg 内服，健康成人）	ゾピクロン過敏症. 重症筋無力症. 急性閉塞隅角緑内障	CYP3A4・2E1で代謝
1回8 mg, 就寝前	効果が実感できるのに10日前後を要する	0.94 時間（未変化体），1.94 時間（活性代謝物）（8 mg 内服，健康成人，空腹時）	高度な肝障害 **併用禁忌**：フルボキサミン	主にCYP1A2，一部CYP2C・3A4で代謝
1日1回20 mg, 就寝直前 高齢：1日1回15 mg, 就寝直前 CYP3A阻害薬と併用する場合は1日1回10 mgへの減量を考慮	通常30分〜1時間以内に効果が生じるが，単回投与で効果が得られないこともある	10 時間（40 mg 内服，健康成人，空腹時）	**併用禁忌**：CYP3Aを強く阻害する薬	主にCYP3Aで代謝，一部CYP2C19も関与. 弱いP-gp阻害作用
1日1回5 mg, 就寝直前. 1日1回10 mgを超えない	通常30分以内に効果が生じる	31.35 時間（5 mg 内服，健康成人，空腹時）	重度の肝障害	CYP3Aで代謝
成人・小児：初回；1日0.5〜1 mg, 1〜3回分服. 維持；1日2〜6 mg **乳・幼児**：初回；1日0.025 mg/kg, 1〜3回分服. 維持；1日0.1 mg/kg	初回投与である程度ただちに緩和効果が見られる. 最大の治療効果を得るには，毎日の投与で数週かかりる 吃逆やこむら返りは頓用（15〜30分）で効果あり	27 時間（1 mg 内服，健康成人）	急性閉塞隅角緑内障. 重症筋無力症	該当資料なし
1回0.4〜0.5 mg/kg, 1日1〜2回 最大：1日1 mg/kg	(1回量0.5 mg/kgで)投与後15〜30分で熱性痙攣の再発予防が可能な有効濃度域に到達	β：32.8時間(0.5 mg/kg 直腸投与，患者)	クロナゼパム参照＋低出生体重児・新生児 **併用禁忌**：リトナビル	CYP2C19・3A4で代謝
❶❷ 1日200〜400 mg, 1〜2分服から開始. 至適効果まで増量（通常1日600 mg）. 1日1,200 mgまで ❸ 1日200〜400 mgから開始, 1日600 mgを分服. 1日800 mgまで	急性躁病：通常2〜3週以内に効果が生じる（気分安定効果を最適化するのに数週から数カ月必要なこともある） てんかん性発作：通常2週以内に減少	36 時間（単回投与時），16〜24 時間（反復投与時）	三環系抗うつ薬過敏症. 重篤な血液障害. 房室ブロック（II度以上），高度徐脈. ポルフィリン症 **併用禁忌**：リルピビリン, ジャルカ, ビクタルビ, ボリコナゾール, チカグレロル, アドシルカ, マシテンタン, エプクルーサ	主にCYP3A4で代謝・誘導，P-gpの誘導

成分名	商品名・剤形	作用機序 （関係する受容体）	抗コリン作用 ADS	抗コリン作用 CRIDECO	適応症
ラモトリギン	ラミクタール 錠小児用，錠	カルバマゼピン参照	0	―	てんかん患者の部分発作（二次性全般化発作を含む），強直間代発作に対する単剤療法.他の抗痙攣薬で十分な効果が認められないてんかん患者の部分発作（二次性全般化発作を含む），強直間代発作，Lennox-Gastaut症候群における全般発作に対する抗痙攣薬との併用療法.双極性障害における気分エピソードの再発・再燃抑制.てんかん患者の定型欠伸発作に対する単剤療法
ラコサミド	ビムパット 錠，ドライシロップ（DS），点滴静注	カルバマゼピン参照	―	―	てんかん患者の部分発作（二次性全般化発作を含む）.他の抗痙攣薬で十分な効果が認められないてんかん患者の強直間代発作に対する抗痙攣薬との併用療法
抗痙攣薬（複合作用）					
バルプロ酸ナトリウム	デパケン 細粒，錠，シロップ	神経細胞の電位依存性Na$^+$チャネルおよび電位依存性Ca^{2+}チャネルを阻害する.高用量ではGABAトランスアミナーゼも阻害する	1	弱	❶各種てんかんおよびてんかんに伴う性格行動障害（不機嫌・易怒性など）.躁病および躁うつ病の躁状態.❷片頭痛発作の発症抑制
バルプロ酸ナトリウム徐放剤	デパケンR 錠	バルプロ酸ナトリウム参照	1	弱	❶各種てんかん・てんかんに伴う性格行動障害（不機嫌・易怒性など）.躁病および躁うつ病の躁状態の治療.❷片頭痛発作の発症抑制
	セレニカR 顆粒，錠				
ガバペンチン	ガバペン 錠，シロップ	神経細胞の電位依存性Ca^{2+}チャネルを阻害する.さらにGABAトランスポーターを活性化させる	0	―	他の抗痙攣薬で効果不十分なてんかん患者の部分発作（二次性全般化発作を含む）に対する抗痙攣薬との併用療法
抗痙攣薬（主にSV2A結合）					
レベチラセタム	イーケプラ 錠，ドライシロップ（DS），点滴静注	神経終末のシナプス小胞蛋白2Aと結合する	―	―	てんかん患者の部分発作（二次性全般化発作を含む）.他の抗痙攣薬で十分な効果が認められないてんかん患者の強直間代発作に対する抗痙攣薬との併用療法.てんかん重積状態
抗痙攣薬（AMPA受容体拮抗）					
ペランパネル水和物	フィコンパ 細粒，錠	シナプス後膜のAMPA受容体を選択的に阻害する	―	―	てんかん患者の部分発作（二次性全般化発作を含む）.他の抗痙攣薬で十分な効果が認められないてんかん患者の強直間代発作に対する抗痙攣薬との併用療法

用法・用量	作用発現時間/ 効果判定時間	血中消失半減期 （$T_{1/2}$）	禁忌	主な代謝経路・ 阻害・誘導
添付文書参照	双極性うつ病：数週必要なことがある 気分安定効果：最適化するのに数週から数ヵ月必要なこともある てんかん性発作：通常は2週以内に減少するが，数週から数ヵ月かかることもある	37.9時間（25 mg内服，健康成人）	—	主にUGT1A4で代謝
内服：1回100 mg就寝前から開始，100 mg朝夕に増量 **注**：100 mg/回/日を生理食塩水100 mLに溶解して点滴静注	精神症状：2週間以内 痛み緩和：翌日	14時間（100 mg内服，健康成人，空腹時）	重度の肝障害	主にCYP2C19，一部CYP2C9・3A4で代謝
❶1日400〜1,200 mg，2〜3回分服 ❷1日400〜800 mg，2〜3回分服．1日1,000 mg超えない	急性躁病：剤形にもよるが通常2〜3日以内に効果が生じる（気分安定効果を最適化するのに数週から数ヵ月必要なこともある） 片頭痛発作：通常2〜3週以内に改善	9.54時間（200 mg錠内服，健康成人，空腹時）	重篤な肝障害．尿素サイクル異常症．（❷のみ）妊婦 **併用禁忌**：カルバペネム系抗菌薬	CYP2A6・2B6・2C9，UGT2B7で代謝
❶1日400〜1,200 mg，1〜2回分服 ❷1日400〜800 mg，1〜2回分服．1日1,000 mg超えない	バルプロ酸ナトリウム参照	12.92時間（200 mg錠内服，健康成人，空腹時）	バルプロ酸ナトリウム参照	バルプロ酸ナトリウム参照
❶1日1回400〜1,200 mg ❷1日1回400〜800 mg．1日1,000 mgを超えない				
（他の抗痙攣薬と併用） **13歳以上**：初日600 mg，2日目1,200 mg，3日目以降1日1,200〜1,800 mg，3回分服．1日2,400 mgまで **3〜12歳**：初日10 mg/kg，2日目20 mg/kg，3日目以降は3〜4歳；1日40 mg/kg，5〜12歳；1日25〜35 mg/kg，3回分服．1日50 mg/kgまで可	てんかん発作：通常2週間以内に発作を減らす	6.13時間（600 mg内服，健康成人，空腹時）	—	ほとんど代謝されない
添付文書参照	通常2週以内に発作は減少する	7.9時間（500 mg内服，健康成人，空腹時）	ピロリドン誘導体過敏症	加水分解で代謝
添付文書参照	該当資料なし	78.9時間（2 mg内服，健康成人，空腹時）	重度の肝障害	主にCYP3A4，一部CYP3A5で代謝

索　引

太字は主要な解説（薬剤の場合は巻末の向精神薬一覧）ページを示しています.

あとがき

　最後に本書執筆のきっかけをくださった岡本禎晃先生と南江堂の関係者の皆様への感謝の意を述べるとともに，僭越ながら個人的な思いも述べさせていただき，あとがきとさせていただきたいと思います.

　共著者の岡本禎晃先生とは，大阪大学医学部附属病院緩和ケアチームで活動をさせていただいた頃からのお付き合いであり，薬剤師としての知識・経験はもちろんのこと，そのお人柄や臨床に対する姿勢が素晴らしく，私が敬愛する薬剤師でおられます. 以前より，「若い先生方や非専門領域の先生方に向精神薬の薬剤選択の思考プロセスをわかりやすく解説する書籍は書けないものか」と相談しておりましたところ，2019年6月の日本緩和医療学会の場で，当時南江堂におられた杉浦伴子氏と岡本先生との3人で話し合う機会を得て，趣旨にご賛同いただき，本書作成の計画がスタートしました. その後，杉浦氏，猪狩奈央氏，藤本圭佑氏との複数回の打ち合わせでおおよその道筋が作られた後に杉浦氏が退職され，さらにコロナ禍となり，それまでの対面での打ち合わせ会議がすべてメールやWeb会議に切り替わるなどの変化が生じました. それぞれの職場における業務状況も大きく変化し，作業遂行にも影響が生じましたが，藤本様，猪狩様，そして新たに加わっていただきました千田麻由氏の根気強いサポートにより，ついに刊行にこぎつけることができました.

　また，個人的な思いとしましては，精神科医として精神薬理学を専門とし，私が幼いころに亡くなった父が，乾 正先生との共著で1971年に『向精神薬の使い方〜診断から処方まで〜』を南江堂から発刊させていただいており，今回，向精神薬に関する書籍を同じ南江堂から発刊させていただく機会をいただけたことはとても感慨深いものであります.

　発刊に携わっていただいた皆様，本当に多くのご尽力をいただき有難うございました.

谷向　仁

著者紹介

谷向　仁 <small>たにむかい ひとし</small>

・京都大学大学院医学研究科　人間健康科学系専攻　先
　端作業療法学講座　脳機能リハビリテーション学分野
・京都大学医学部附属病院緩和医療科

博士（医学）
専門分野：精神医学（サブスペシャルティとして，コンサ
　　　　　　ルテーション-リエゾン，サイコオンコロジー，
　　　　　　老年精神医学領域），産業保健など
研究テーマ：身体疾患患者に認められる心理・精神医学的問題，認知機能障害，睡眠障害，
　　　　　　認知症などに関する研究やメンタルヘルスに関する研究

　　最近の著書には，『サイコネフロロジー・エッセンシャル』（メジカルビュー社，2022 年），
『レジデント必読 病棟でのせん妄・不眠・うつ病・もの忘れに対処する－精神科の薬もわ
かる！』（メジカルビュー社，2022 年），『がん患者におけるせん妄ガイドライン 2022 年
版 第 2 版』（金原出版，2022 年），『スペシャリストが教える 認知症を合併している患者
の診かた，関わり方』（新興医学出版社，2021 年），『がんと認知機能障害：気づく，評
価する，支援する』（中外医学社，2020 年），『よくわかる老年腫瘍学』（金原出版，2023
年）などがある.

岡本　禎晃 <small>おかもと よしあき</small>

・市立芦屋病院　薬剤科・サポーティブケアチーム
・大阪大学招聘教授

博士（薬学）
専門分野：緩和ケア，臨床薬理，音楽療法など
研究テーマ：緩和ケアに関係する薬剤の効果，副作用，適
　　　　　　応外使用など薬の適正使用に関する研究，
　　　　　　VR（Virtual Reality）の緩和ケアへの応用

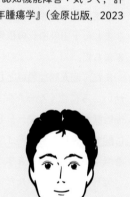

　　著書には，『緩和ケアエッセンシャルドラッグ 第 4 版』（医学書院，2019 年），『がん
疼痛治療薬まるわかり BOOK』（照林社，2018 年），『基本的知識と症例から学ぶ がん緩
和ケアの薬の使い方』（じほう，2019 年）などがある.
　　教科書やガイドラインは，『がん患者におけるせん妄ガイドライン 2022 年版 第 2 版』
（金原出版，2022 年），『がん疼痛の薬物療法に関するガイドライン 2020 年版』（金原出
版，2020 年），『臨床腫瘍薬学 第 2 版』（じほう，2022 年）などがある.

その精神症状どうします？
はじめの処方・次の処方　こう考える・こう評価する

2023 年 5 月 30 日　発行	著　者 谷向　仁，岡本禎晃
	発行者 小立健太
	発行所 株式会社 南 江 堂
	〒113-8410 東京都文京区本郷三丁目 42 番 6 号
	☎(出版) 03-3811-7236 (営業) 03-3811-7239
	ホームページ https://www.nankodo.co.jp/
	印刷・製本 壮光舎印刷
	装丁 渡邊 真介

Concept and Evaluation of Prescription for Psychiatric Symptoms
© Nankodo Co., Ltd., 2023